LE MANUEL D'AUTO-DÉFENSE

LES MEILLEURS MOUVEMENTS DE COMBAT DE RUE ET TECHNIQUES D'AUTODÉFENSE

SAM FURY

Illustraded by
NEIL GERMIO

Traduction par
MINCOR INC

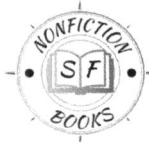

NONFICTION · S F · BOOKS

AVERTISSEMENTS ET CLAUSES DE NON-RESPONSABILITÉ

Les informations contenues dans cette publication sont rendues publiques à titre indicatif uniquement.

Ni l'auteur, ni l'éditeur, ni toute autre personne impliquée dans la production de cette publication n'est responsable de la manière dont le lecteur utilise les informations ni du résultat de ses actions.

TABLE DES MATIÈRES

DÉSARMEMENT D'UN HOMME ARMÉ

MERCI POUR VOTRE ACHAT

Si vous avez apprécié ce livre, veuillez laisser un commentaire où vous l'avez acheté. Cela aide plus que la plupart des gens ne le pensent.

Pour découvrir d'autres livres SF Nonfiction disponibles en français, rendez-vous sur :

www.SFNonFictionbooks.com/Foreign-Language-Books

Merci encore pour votre soutien,

Sam Fury, auteur.

INTRODUCTION

« Je ne crains pas l'homme qui a pratiqué 10 000 coups de pied une fois, mais je crains l'homme qui a pratiqué un coup de pied 10 000 fois. » - Bruce Lee

Ce manuel pratique d'entraînement à l'autodéfense se concentre sur les techniques les plus efficaces d'une grande variété d'arts martiaux, y compris (entre autres):

- Jeet Kune Do (l'art martial de Bruce Lee)
- Vortex Control Self-Defense (autodéfense éclectique)
- Kali/Escrima Arnis (arts martiaux philippins basés sur des armes)
- Wing Chun (art martial chinois performant)
- Krav Maga (lutte militaire israélienne)
- Systema (lutte militaire russe)
- Arts martiaux mixtes (frappes et combats au sol)

Malgré la grande variété de ressources, ce manuel est minimaliste. Il contient des leçons progressives étape par étape, divisées en quatre sections. Pour de meilleurs résultats, apprenez chaque section dans l'ordre.

Section 1: Principes D'autodéfense

Explications de sujets qui se rapportent à l'autodéfense et à l'entraînement, mais qui ne sont pas des techniques spécifiques.

Section 2 : Techniques de Base D'autodéfense

Des techniques simples et efficaces vous permettant d'échapper à votre ou vos agresseurs et de recevoir de l'aide.

Section 3 : Frappes et Stratégies Avancées

Frappes essentielles et stratégies de base pour l'autodéfense dans un combat en cours. Ces techniques sont également utiles lorsque les techniques de base d'autodéfense sont trop agressives, comme lors d'une bagarre « amicale » dans un pub ou une cour d'école.

Section 4 : Désarmement d'un Homme Armé

Cette section couvre le désarmement d'un homme armé avec et sans votre propre arme, ainsi que la stratégie de combat de groupe et les clés d'immobilisation de base.

PRINCIPES
D'AUTODÉFENSE

Cette section couvre des sujets génériques relatifs à l'autodéfense, qui ne sont pas des techniques.

Ne sautez pas les sujets de cette section. Les informations que vous apprendrez ici sont plus précieuses du point de vue de l'autodéfense que n'importe quelle technique individuelle.

CONSCIENCE ET ACTION

La conscience et l'action vous donnent les meilleures chances d'éviter ou de survivre à toute situation dangereuse. Elles sont expliquées ici dans le cadre de la légitime défense.

Conscience

Une conscience constante de votre environnement et des personnes présentes est le meilleur moyen de rester hors de danger. Vous remarquerez des signes d'alerte avant-coureurs et aurez l'air sur le qui-vive, ce qui fera moins de vous la cible d'attaquants.

Chaque fois que vous vous trouvez dans une nouvelle pièce ou situation, faites un scan et notez mentalement ce qui suit :

- Sorties
- Armes improvisées (voir le chapitre « Armes improvisées »)
- Individus « louches »
- Tout autre danger potentiel

Voici quelques signes courants d'agressivité :

- Regards fixes et/ou yeux écarquillés
- Poitrines gonflées
- Mouvements soudains/imprévisibles
- Menaces verbales
- Chahut
- Poings serrés
- Arme montrée/brandie

Action

Une action décisive vous gardera en sécurité face au danger.

Votre objectif principal est d'éviter un conflit physique lorsque vous êtes confronté à un individu agressif. Reculez hors de la distance de frappe et adoptez une position de garde passive (voir le chapitre «Position de garde»).

Essayez l'une des tactiques suivantes:

- **Désamorcer.** Restez calme et ayez l'air sympathique et amical. Soyez poli et coopératif, mais pas trop soumis.
- **Se conformer.** Les biens matériels ne valent généralement pas la peine de se battre.
- **Bluffer.** Feindre la folie ou une crise, ou annoncer à un agresseur potentiel que vous avez une maladie infectieuse peut le dissuader.

Si votre tactique d'évitement ne fonctionne pas, vous devrez choisir entre la fuite ou la lutte.

«Fuite» se traduit par «courir et crier». Elle est toujours préférable au combat.

Le cas échéant, lancez ce que veut votre attaquant dans la direction opposée à celle où vous courez.

Courez vers un endroit sûr, une zone bien éclairée où il y a d'autres personnes, comme un poste de police, une station-service ou un centre commercial.

Si vous vous cachez, appelez la police, puis mettez votre téléphone en mode silencieux.

Si vous êtes obligé de vous battre, soyez agressif et courez dès que possible.

Le mouvement vous sauvera la vie. Luttez, frappez, courez.

Note : Si l'affrontement initial ne tourne pas à votre avantage et qu'il est clair que vous serez vaincu, rendez-vous avant d'être assommé, tué ou mutilé d'une façon ou d'une autre.

Apprenez des techniques de fuite et d'évasion pour vous donner les meilleures chances de survie au-delà du combat initial.

www.SFNonFictionbooks.com/Foreign-Language-Books

Après une Attaque

Les conseils suivants vous protégeront après une attaque :

- Fuyez la zone vers un endroit sûr.
- Appelez les services d'urgence.
- Procédez aux premiers soins d'urgence.
- Consultez un médecin même si vous n'avez pas de blessures visibles.
- Ne conduisez pas, au cas où vous ressentiriez un choc post-traumatique.
- Rédigez une description de vos agresseurs et de l'incident, y compris comment ils se sont enfuis (à pied, type de véhicule, direction, etc.)
- Faites opposition aux cartes de crédit, le cas échéant.
- Changez vos serrures si vos clés ont été volées.
- Si on vous appelle pour vous dire qu'on a trouvé vos affaires, demandez à quelqu'un d'autre de les récupérer pendant que vous restez chez vous.
- Rejoignez des groupes de soutien si vous en ressentez le besoin.

Force Raisonnable

Des situations différentes nécessitent différents degrés de force. C'est à vous de décider.

Faites ce qu'il faut pour vous échapper, mais sachez que vos actions ont des conséquences. Si vous allez trop loin, vous pourriez avoir des démêlés avec la justice.

Si vous êtes confronté à la police dans une situation où une force excessive peut être un problème, restez tranquille. Soyez poli, mais déclinez seulement ce qui est requis par la loi de votre pays, comme votre nom et votre adresse. N'admettez jamais aucun acte répréhensible et prenez un avocat.

Chapitres Connexes:

- Position de Garde
- Armes Improvisées

PRINCIPES D'ATTAQUE

Lorsque vous devez vous battre, l'attaque est votre meilleure défense.

Suivez ces quatre principes pour assurer le succès de votre attaque.

La Surprise

Il existe plusieurs façons d'exploiter l'élément de surprise.

Frappez d'abord. Quand vous sentez que la violence est inévitable, vous avez de bien meilleures chances de sortir vainqueur si vous portez le premier coup. Mais ne vous arrêtez pas là – continuez d'attaquer jusqu'à ce que votre agresseur soit à terre. Le premier coup ne suffit pas. Vous devrez porter aussi le dernier coup.

Frappez quand il est distrait. Frapper en premier, c'est bien. Frapper quand il n'est pas prêt, c'est mieux.

Tout ce qu'il vous faut, c'est d'une demi-seconde où il détourne le regard, cligne des yeux ou a la tête ailleurs.

Vous pouvez provoquer ce temps en lui posant une question, en frappant bas, en faisant un bruit incongru, etc.

La Simplicité

Comme pour beaucoup de choses dans la vie, rendre les choses simples est le meilleur moyen d'atteindre votre objectif.

En autodéfense, votre objectif est de vous échapper.

Quelques frappes simples sur des zones cibles principales vous permettront de vous sortir de la plupart des situations et de vous enfuir.

L'agression

Attaquez fort, vite et sans relâche jusqu'à ce que vous atteigniez votre objectif.

Une bonne frappe peut l'assommer, mais ne comptez pas dessus. Continuez à attaquer jusqu'à ce que vous ayez causé suffisamment de mal pour vous donner le temps de vous échapper.

Vous devez également être agressif dans une évasion. Que vous choisissiez de courir ou de vous battre, de reculer ou de vous rapprocher, faites-le à fond. Dans une situation d'autodéfense, l'hésitation est votre ennemi.

L'adaptation

Chaque situation est différente et chaque action entraîne une réaction.

Si une méthode ne fonctionne pas, essayez une approche différente.

Continuez à bouger, à attaquer et à lutter jusqu'à ce que vous soyez libre.

L'une des principales raisons pour lesquelles les frappes simples sont meilleures que les techniques d'autodéfense « sophistiquées » est qu'elles sont faciles à adapter.

Chapitre Connexe:

- Zones Cibles

ZONES CIBLES

Pour « en avoir plus pour votre argent », frappez aussi fort que possible dans la zone accessible la plus vulnérable. Ce n'est pas nécessairement un point de pression. Vous n'avez pas besoin d'un coup précis. C'est ce qui fait des endroits ci-dessous de bonnes cibles.

Cibles Principales

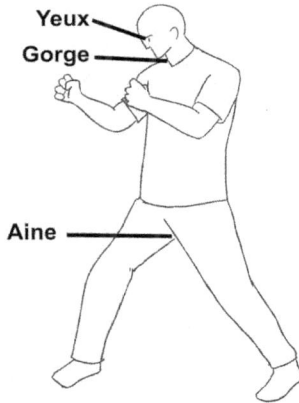

Attaquer l'une de ces zones provoquera une douleur intense avec peu d'effort (sauf pour effectuer un étranglement, qui est une technique avancée).

Yeux. Une zone petite mais très vulnérable. Projetez vos doigts dans les yeux.

Cou/gorge. Faites souffrir ou étouffez votre agresseur. Appuyez sur le creux sous sa pomme d'Adam avec votre pouce ou effectuez un étranglement.

Aine. Attaquer l'aine est efficace quel que soit le sexe de votre agresseur. Coups de pied, de genou, prise, etc.

Cibles Secondaires

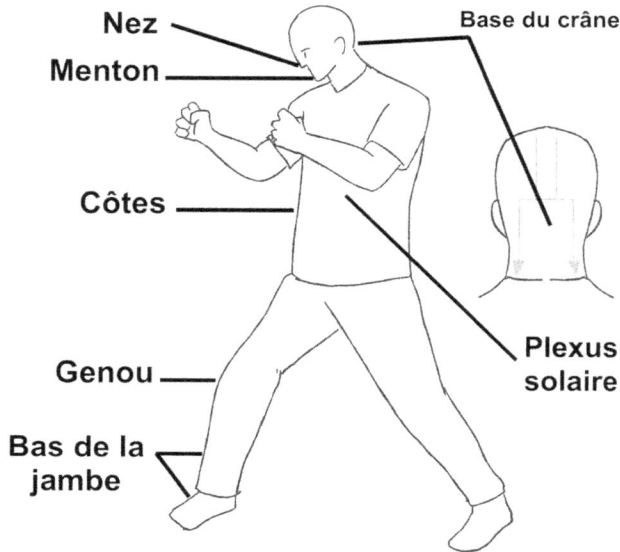

Si vous ne voulez pas causer trop de dégâts, ou si une cible principale n'est pas accessible, l'une de ces zones cibles secondaires peut s'avérer utile.

Base du crâne. Bien que vous deviez être derrière votre adversaire, un bon coup de coude ou du talon de la paume à la base du crâne peut assommer quelqu'un.

Nez. Un coup sur cette cible molle provoquera de la douleur, les yeux de l'attaquant pleureront et il y aura un fort potentiel d'écoulement de sang (ce qui est psychologiquement néfaste).

Pointe du menton. Une bonne frappe ici peut assommer quelqu'un, surtout si sa bouche est ouverte (frapper pendant qu'il parle). Frappez avec les talons des paumes, les coudes, les genoux et les poings.

Plexus solaire. Un solide coup de coude arrière, de genou ou de poing droit au plexus solaire coupera le souffle de votre adversaire.

Côtes. Les côtes inférieures sont une excellente cible pour le bas du torse/les flancs. Assénez des crochets courts et/ou des coups de coude horizontaux.

Genou. Un coup de pied latéral au genou arrêtera l'avance un attaquant dans son élan. Il a également le potentiel de mettre fin au combat.

Bas de la jambe. Un coup de pied dans le tibia ou un écrasement du pied constituent de bonnes diversions douloureuses.

Les zones cibles ci-dessus sont préférentielles, mais pas exclusives. Frapper quasi n'importe où est toujours mieux que nulle part, tant que la zone cible n'est pas plus dure que votre arme. Par exemple, ne frappez pas votre agresseur au front.

Les points durs les plus notables du corps sont la partie supérieure de la tête (au-dessus de la ligne des sourcils/tempes), les coudes et les genoux.

Chapitres Connexes:

- Talon de la Paume
- Coudes
- Doigts Dans les Yeux
- Genoux
- Crochet Court

ENTRAÎNEMENT

Aucune des techniques de ce manuel ne sera efficace sans entraînement.

Vous pouvez apprendre toutes les techniques de ce livre en une seule journée si vous le souhaitez, mais cela ne suffit pas pour acquérir des compétences.

Voici mes conseils (et comment je m'entraîne moi-même et les autres).

Tout d'abord, apprenez les techniques une par une, dans l'ordre. Si vous apprenez cinq à six techniques par jour, cela vous prendra environ une semaine.

Ensuite, effectuez une séance d'entraînement quotidienne. La séance peut comporter tous ou certains des éléments suivants:

- Échauffement
- Entraînement technique
- Entraînement réactif
- Conditionnement/mise en forme
- Repos/étirements
- Respiration carrée

Une fois que vous êtes sûr de vous, enseignez aux autres. Cela présente un certain nombre d'avantages :

- Cela vous permet de montrer à vos proches comment se protéger
- Cela vous procure des partenaires d'entraînement
- Cela vous aide à mieux assimiler les leçons

Sécurité dans L'entraînement

Voici quelques conseils pour assurer une séance d'entraînement sans risque:

- Assurez-vous d'être physiquement prêt avant de commencer l'entraînement. Si vous avez des doutes, consultez votre médecin.
- Utilisez un équipement approprié le cas échéant, comme des tapis, des armes d'entraînement et des vêtements de protection.
- Portez un équipement de sécurité, mais combattez comme si vous ne l'aviez pas pour ne pas devenir négligent dans votre défense.
- Retirez tous les bijoux.
- Ne vous entraînez pas si vous êtes blessé. Si vous êtes blessé, faites examiner vos blessures par un professionnel dès que possible pour éviter qu'elles ne s'aggravent.
- Entraînez-vous pour de vrai, mais n'employez que la force nécessaire à obtenir l'effet désiré.
- Abandonnez assez tôt.

Abandon

Si vous voulez vous soumettre/abandonner la lutte, par exemple lorsqu'une clé commence à faire mal, vous pouvez l'indiquer d'une tape. Tapez sur votre adversaire au moins deux fois, afin qu'il le sente. Il doit se retirer immédiatement. Si vous ne pouvez pas atteindre votre adversaire, tapez par terre. Vous pouvez également exprimer un abandon verbal, tel que « stop ».

Faites toujours passer la sécurité avant la fierté. « Tapez » avant d'en avoir vraiment besoin.

Échauffement

Préparez votre corps à l'exercice avec des mouvements physiques légers. Cela évite les blessures lors d'un entraînement plus dur.

Faire 5 à 10 superburpees, c'est bien. Un superburpee est un exercice d'échauffement, de conditionnement musculaire et d'étirement tout en un. Des instructions sur la façon de faire des superburpees se trouvent dans votre matériel bonus (voir le chapitre « Matériel bonus » à la fin de ce manuel).

Cinq à 10 minutes de jogging, de saut ou de boxe légère dans le vide constituent également de bonnes options.

Technique

Choisissez une ou deux techniques sur lesquelles vous concentrer lors de chaque séance d'entraînement.

Entraînez-vous dans chaque technique pour augmenter votre force, votre vitesse et votre précision.

Allez-y lentement au début, concentrez-vous sur un mouvement correct. Assurez-vous de garder l'équilibre tout du long. Vous devez instiller un mouvement correct dans votre mémoire musculaire. Cela se fait par la répétition.

Un mouvement mal formé est difficile à désapprendre, alors faites-le correctement dès le début. Pratiquez devant un miroir.

Une fois que vous avez acquis le bon mouvement, augmentez la vitesse. Restez détendu et bougez en souplesse. Ne vous tendez qu'à l'impact.

Une chose qui vous aidera à augmenter votre vitesse est de minimiser le « téléphonage ». Le « téléphonage » est tout mouvement préparatoire que vous effectuez et qui peut avertir l'adversaire de l'action que vous envisagez.

Tirer la main en arrière, fixer une zone cible ou contracter votre visage sont tous des exemples de « téléphonage ». Il vous faut « téléphoner » votre action le moins possible pour assurer une vitesse et une surprise maximales. Entraînez-vous à frapper où que se trouve votre main (ou votre pied).

Pour repérer les signes que votre adversaire pourrait téléphoner, observez sa poitrine ou ses yeux. Regarder sa poitrine est moins conflictuel.

Imaginez toujours une zone cible lorsque vous vous entraînez, que vous frappiez un pad ou les airs. Visez la cible et frappez à travers pour augmenter la force.

Enfin, pratiquez vos frappes à pleine force contre un sac de boxe ou des pads tenus par votre partenaire. Ce type de formation:

- Conditionne votre corps pour absorber l'impact des coups.
- Permet d'utiliser pleinement l'agression en combinant intensité et force.
- Aide à vous empêcher de reculer devant les frappes dans une situation réelle.

Côté avant/arrière

Votre côté avant est le côté de votre corps le plus en avant et votre côté arrière est le côté de votre corps le plus en arrière.

Par exemple, si vous êtes dans une position de pied droit vers l'avant, votre côté droit est votre côté avant et votre côté gauche est votre côté arrière.

Dans la plupart des cas, il est préférable d'avoir votre côté dominant en avant et de frapper avec. Cependant, vous devez toujours vous entraîner des deux côtés de votre corps.

Une frappe avant n'est pas aussi puissante qu'une frappe arrière parce qu'il y a moins d'élan, mais elle est moins téléphonée. Entraînez-vous pour améliorer la puissance de vos coups avant.

Entraînement Réactif

L'entraînement réactif consiste à réagir à une attaque inconnue. Votre (vos) partenaire(s) d'entraînement vous attaquent et vous vous défendez/dégagez comme vous le pouvez. Ce type d'entraînement vous permet de:

- Déterminer ce qui fonctionne le mieux pour vous.
- Apprendre à adapter les techniques à diverses situations.
- Inculquer l'état d'esprit « agir vite ».

Commencez lentement. Au fur et à mesure que vos compétences s'améliorent, augmentez votre vitesse de manière sûre.

La clé de ce type d'entraînement est d'attaquer et de réagir autant que possible comme vous le feriez dans un scénario réel, tout en restant en sécurité (c'est-à-dire sans vous infliger de blessures durables). Par exemple, il est peu probable qu'un agresseur vous attrape et reste immobile. Attendez-vous à ce qu'il ait l'intention de vous entraîner avec lui.

Votre puissance est distincte de votre intensité. Vous pouvez toujours agir de manière très agressive sans frapper réellement votre partenaire d'entraînement.

Attendez-vous à quelques douleurs et ecchymoses. Elles sont bonnes si elles restent modérées, car elles garantissent que vous ne serez pas choqué par les coups dans une situation réelle.

Variez vos partenaires d'entraînement pour obtenir des réactions, des tailles, des forces différentes, etc.

Conditionnement/mise en Forme

Le combat demande beaucoup d'énergie.

Un entraînement de base à l'autodéfense avec échauffement, technique et entraînement réactif vous gardera en forme, mais plus vous serez endurant, meilleures seront vos chances.

De plus, votre défense numéro un est la fuite, il est donc très utile de s'entraîner pour distancer votre adversaire.

Le sprint est un excellent moyen pour cela. Entraînez-vous à sprinter non-stop pendant des périodes de plus en plus longues.

L'entraînement sur piste avec des sprints, des pompes et d'autres exercices de conditionnement (tractions, superburpees, etc.) constitue un excellent exercice sans nécessiter d'équipement.

Repos/étirements

Étirer votre corps permet à vos muscles de rester souples. Cela augmente la flexibilité et la vitesse de mouvement. Cela favorise également une récupération musculaire plus rapide et évite les blessures.

Respiration Carrée

La respiration carrée est une technique de respiration simple créée par Mark Divine. Pratiquez-la pour vous calmer dans des situations stressantes.

- Videz vos poumons de tout air.
- Tenez pendant quatre secondes.
- Inspirez par le nez pendant quatre secondes.
- Tenez pendant quatre secondes.
- Expirez pendant quatre secondes.
- Répétez plusieurs fois si nécessaire.

Pratiquez la respiration carrée pendant au moins cinq minutes à la fin de votre séance d'entraînement. Cette forme simple de méditation réduira votre niveau de stress global, ce qui vous rendra plus calme dans des situations stressantes.

TECHNIQUES DE BASE D'AUTODÉFENSE

Utilisez les techniques de cette section pour échapper à des situations potentiellement mortelles telles qu'un enlèvement ou une agression sexuelle. Ce sont des choses que chaque homme, femme et enfant devrait connaître pour se défendre.

POSITION DE GARDE

La position de garde assure l'équilibre et des mouvements sans entraves pour l'attaque et la défense. Vous pouvez l'ajuster pour exprimer une attitude passive ou agressive selon le message que vous souhaitez transmettre à votre adversaire.

Dès que vous vous sentez menacé, adoptez une position de garde.

En cas d'attaque surprise, adoptez-la quand vous le pouvez.

Position de Garde Passive

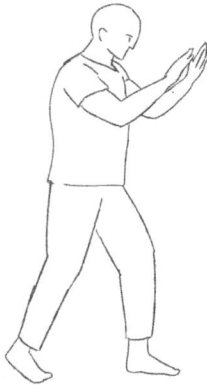

Adoptez la position de garde passive lorsque vous n'êtes pas sûr qu'une confrontation devienne violente et/ou pour donner une impression de docilité.

Reculez sur votre jambe faible de façon que vos pieds soient écartés de la largeur des épaules. Reculer d'un pas est un geste non agressif qui ouvre un espace.

Pliez légèrement les genoux et levez vos mains au niveau des yeux, à largeur d'épaules.

Tournez vos paumes vers votre adversaire, légèrement vers l'intérieur et visant sa tête.

Gardez vos coudes près de votre corps.

Détendez vos muscles pour pouvoir faire des mouvements plus rapides au besoin.

Position de Garde Agressive

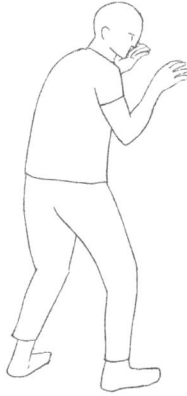

La position de garde agressive est une version plus compacte de la position de garde passive. Adoptez-la dès le départ si vous vous attendez à de la violence, ou après un premier coup porté par vous ou votre adversaire.

Penchez-vous légèrement en avant, avec la main directrice plus saillante. Ramenez vos coudes plus près de votre corps et baissez votre hanche pour être plus face à votre adversaire.

Gardez vos dents serrées mais pas trop, et rentrez votre menton contre votre épaule avant.

Fermez vos mains en poings lâches si vous le souhaitez.

Restez détendu.

Lorsque vous adoptez une position de combat agressive dès le départ (pas après une position de garde passive), vous pouvez soit reculer avec votre jambe faible (si vous êtes poussé par exemple), soit vous jeter en avant avec votre jambe dominante quand vous attaquez.

N'avancez pas sans une attaque ou un contre défensif. Cela vous facilite la frappe.

JEU DE JAMBES

Un jeu de jambes correct vous permet de bouger tout gardant l'équilibre.

La position de garde vous donne la base pour un bon jeu de jambes. Quels que soient vos mouvements, restez aussi près que possible de la position de garde.

Principes généraux:

- Faites de petits pas. Plusieurs petits pas valent mieux qu'un grand.
- Gardez vos pieds au sol et à largeur d'épaules.
- Gardez vos pieds sous votre corps, les genoux légèrement fléchis et la garde haute.
- Ne croisez jamais les pieds.
- Bougez avec fluidité.
- Quelle que soit la façon dont vous vous déplacez, c'est le pied qui bouge en premier. Par exemple, si vous avancez, déplacez d'abord votre pied avant. Si vous allez à droite, déplacez d'abord votre pied droit.

Glissement Avant

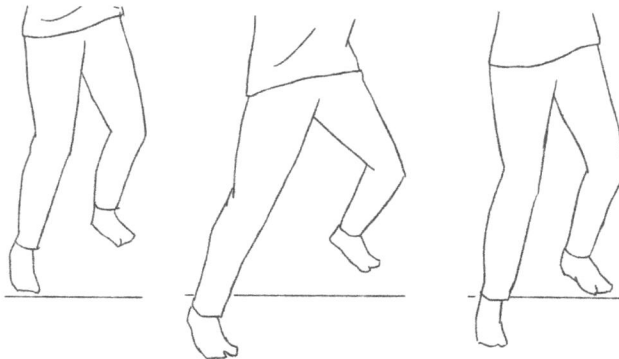

Lorsque votre adversaire est trop loin pour que votre attaque soit efficace, rapprochez votre corps par un glissement avant. Une frappe trop en avant diminue son impact et vous déséquilibre.

À partir de la position de garde, avancez votre pied avant d'environ un demi-pas. Faites glisser votre pied arrière vers la position d'origine de votre pied avant.

Glissez sur la plante de vos pieds en répartissant votre poids le plus uniformément possible sur vos jambes.

Répétez ce mouvement pour avancer davantage.

Glissement Arrière

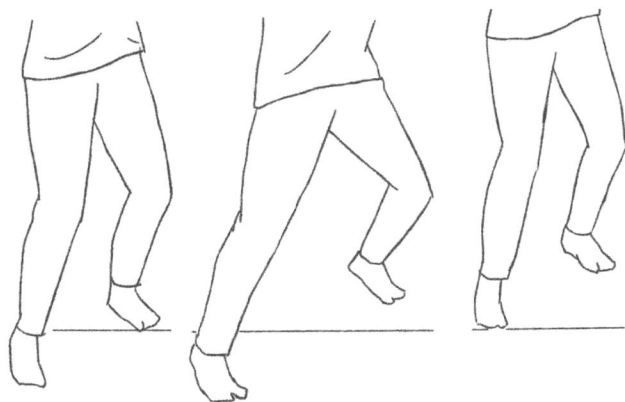

Le glissement arrière est l'opposé du glissement avant.

Déplacez votre pied arrière d'environ un demi-pas en arrière et placez votre pied avant dans la position d'origine de votre pied arrière.

Lorsque vous faites glisser votre pied avant vers l'arrière, votre poids passera momentanément à votre pied arrière stationnaire. Gardez votre talon arrière relevé.

Répétez le mouvement pour reculer aussi loin que nécessaire.

Il n'est pas recommandé de reculer dans une situation d'autodéfense. S'enfuir, oui, mais ce n'est pas reculer. Vous devrez vous retourner et courir.

Il y a deux problèmes majeurs avec le recul:

- Cela va à l'encontre du principe « bousculer votre adversaire » (voir Blitzkrieg).
- Vous ignorez ce qu'il y a derrière vous.

Cependant, c'est nécessaire dans certaines circonstances, par exemple lorsque vous devez prévoir une interception (voir glissement, parade et frappe) ou pour échapper à plusieurs attaquants.

Vous pouvez frapper avec un glissement arrière, mais ce ne sera pas un coup puissant.

Pour que votre coup soit efficace, arrêtez votre retraite et déplacez légèrement votre poids vers l'avant pour effectuer une frappe offensive avant de continuer à reculer.

Pas de Côté

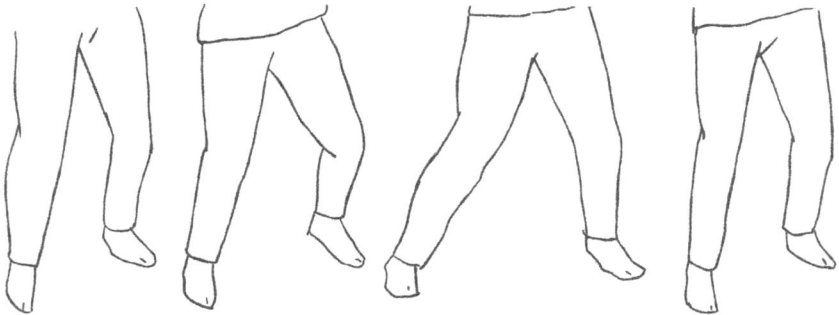

En supposant que vous vouliez bouger vers la droite, déplacez votre pied droit d'un demi-pas dans cette direction. Déplacez immédiatement votre pied gauche vers la droite pour adopter à nouveau la position de garde.

Toutes les Autres Directions

Effectuez des mouvements circulaires et diagonaux de la même manière. Respectez ces principes généraux et vous pourrez bouger dans toutes les directions nécessaires.

Chapitres Connexes:

- Position de Garde
- Glisser, Parer et Frapper
- Blitzkrieg

ARMES IMPROVISÉES

Lorsque fuir n'est pas une option et que vous avez la possibilité d'en avoir une, utilisez une arme.

Si, avec celle-ci, vous pouvez frapper, pousser, lancer, pulvériser ou vous cacher derrière, c'est une arme improvisée potentielle. Cela comprend presque tous les objets, bien que certains soient meilleurs que d'autres.

Une bonne arme improvisée est une arme que vous pouvez transporter sans éveiller de soupçons, c'est-à-dire un objet qu'un policier ne vous confisquerait pas dans la rue. Voici quelques exemples de telles armes:

- Un parapluie
- Un stylo
- De la laque et un briquet (pour un lance-flammes de fortune)

Il existe quatre types d'armes improvisées qui sont les meilleures à employer en autodéfense:

- Couteaux
- Massues
- Boucliers
- Projectiles

Lorsque vous vous entraînez avec des armes improvisées, choisissez des objets que vous transportez régulièrement, comme un parapluie, un stylo ou des outils professionnels.

La prise de base pour n'importe quelle arme est de la tenir fermement dans votre poing, mais pas trop serré au risque de vous fatiguer. Placez vos jambes en position de garde agressive.

Couteaux

Les couteaux sont des objets qui se manipulent d'une seule main. Au lieu d'un vrai couteau, vous pouvez utiliser une bouteille, des ciseaux, un magazine enroulé, etc.

Tenez le couteau dans votre main forte et faite une faible avancée.

Placez votre main tenant le couteau à votre taille, vers le bas et en arrière. Utilisez votre main avant comme garde.

Frappez directement l'abdomen de votre adversaire et ramenez votre bras droit en arrière.

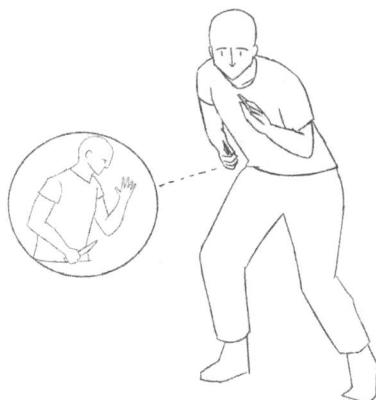

Massues

Une massue peut être n'importe quel objet solide qui est trop gros pour être un couteau, mais pas au point d'être encombrant. Un tuyau en métal, une batte de baseball, un bâton de marche, etc., sont tous de bonnes massues.

Tenez votre massue à deux mains, derrière votre épaule. Vous pouvez aussi la tenir d'une main et utiliser l'autre comme garde.

Frappez directement à la tête de votre adversaire et/ou enfoncez la massue dans son visage ou ses tripes. Vous pouvez également frapper son genou, qui est une cible moins destructrice, mais qui le mettra toujours hors d'état.

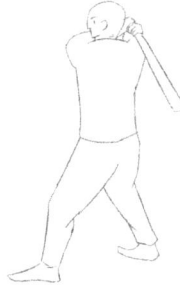

Boucliers

Tout ce derrière quoi vous pouvez vous cacher ou que vous pouvez utiliser comme obstacle – une chaise, une porte, un mur, un sac à dos, etc. – constitue un bon bouclier.

Si vous pouvez le ramasser, utilisez-le pour bloquer et pousser. S'il s'agit d'un objet immobile, enfoncez-y la tête de votre adversaire.

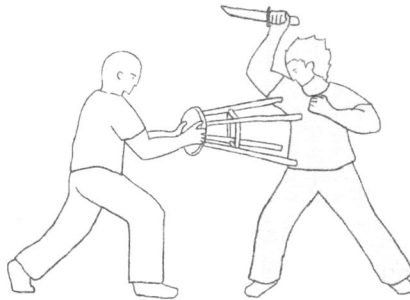

Projectiles

Un projectile est tout ce que vous pouvez lancer ou vaporiser et qui n'a pas un meilleur usage d'une autre manière, comme un cendrier, un déodorant, un liquide chaud ou de la terre.

Stylo Tactique

Un stylo tactique est un bon exemple d'arme blanche que vous pouvez transporter sans éveiller de soupçon. Le meilleur type de stylo tactique pour l'autodéfense est celui que vous aurez sur vous. N'importe quel stylo en acier inoxydable fera l'affaire, mais dans l'idéal, vous en choisirez un qui:

- Est rechargeable
- Écrit bien (vous l'aimez)
- Est muni d'un clip
- A un haut plat (qui ne vous poignardera pas)
- Est facile à remplacer/peu coûteux
- Peut passer pour un stylo normal (pour franchir les barrières de sécurité)

La plupart des stylos tactiques sur le marché ne remplissent pas ces exigences, en particulier la dernière. Ceux qui incluent:

- Zebra 701
- Zebra 402
- Parker Jotter
- Fisher Space Military Pen (celui-ci est un peu plus cher, mais toujours inférieur à 20 $)

Clipez votre stylo tactique en un endroit sur votre corps d'accès facile avec votre main dominante, comme la poche avant de votre pantalon sur votre côté dominant. Mettez-le toujours au même endroit et entraînez-vous à le dégainer, afin que cela devienne une seconde nature.

Lorsque vous saisissez le stylo, tenez-le comme un pic à glace, avec votre pouce sur le haut.

Chaque fois que vous prenez votre stylo, y compris pour écrire quelque chose ou pour le ranger, utilisez cette prise.

Saisissez le stylo et enfoncez-le directement dans votre adversaire en un seul mouvement rapide. Une boîte en carton constitue une bonne cible lors de l'entraînement.

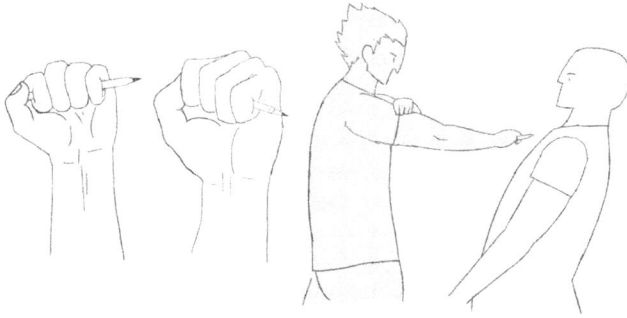

Vous pouvez frapper de quasiment n'importe quel angle. Enfoncez le stylo dans n'importe quelle zone cible pour vous aider à vous échapper.

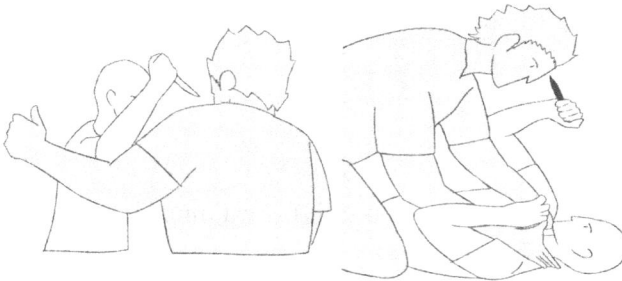

Matraque

Tout ce qui est lourd et fourré dans une chaussette forme une bonne matraque improvisée. Vous pouvez utiliser des pièces de monnaie, une boule de billard, une canette de soda ou une pierre.

Une autre façon d'en fabriquer une est d'attacher un écrou en métal (ou quelque chose de similaire) à un cordon, tel qu'un lacet de chaussure.

Un morceau de tissu de la taille d'une serviette (ou d'un t-shirt) contenant un petit objet pesant (comme une poignée de pièces de monnaie) fonctionne également.

- Placez l'objet au centre du matériau.
- Pliez le matériau en diagonale en deux sur l'objet.
- Enroulez le matériau de la pointe à la base.

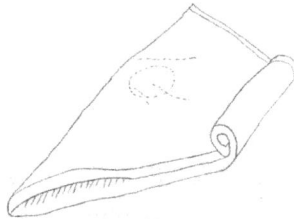

Tenez les deux extrémités de sorte que l'objet au milieu constitue l'extrémité frappante. Utilisez-le comme une massue, c'est-à-dire frappez verticalement la tête de votre adversaire. Vous pouvez également faire un uppercut.

Chapitre Connexe:

- Position de Garde

COUP DE PIED LATÉRAL BAS

Le coup de pied latéral bas présente un certain nombre d'avantages par rapport à une frappe avec la main:

- Plus grande portée
- Plus de puissance
- Difficile à parer
- Attaque inattendue
- Multidirectionnel

Un coup de pied latéral bas sur le tibia ou le genou avant de votre adversaire constitue votre arme la plus longue sur la cible la plus proche. Le tibia et le genou sont aussi difficiles à protéger pour votre adversaire.

Cela fait du coup de pied une excellente option pour une première frappe.

Votre jambe de frappe est la jambe la plus proche de votre cible. Soulevez votre pied du sol et balancez-le, dessous en avant, dans le tibia ou le genou de votre adversaire.

Penchez-vous loin de lui pendant que vous frappez et gardez votre jambe stationnaire un peu pliée.

Cela vous équilibre et éloigne le haut de votre corps de votre adversaire.

Faites tout cela en un seul mouvement fluide.

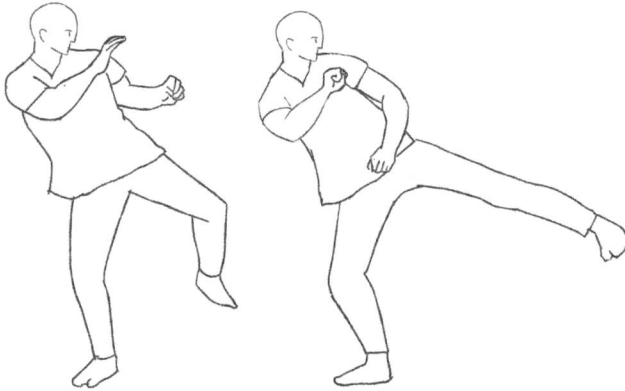

Utilisez le coup de pied latéral bas dans n'importe quelle direction pour arrêter un adversaire qui s'avance et/ou pour détourner son attention avant de fuir. Un bon coup de pied latéral au genou peut mettre fin au combat.

Même si votre adversaire a une arme (pas une arme à feu), le coup de pied latéral bas est utile. Il vous garde à distance et peut vous faire gagner de précieuses secondes pour vous échapper.

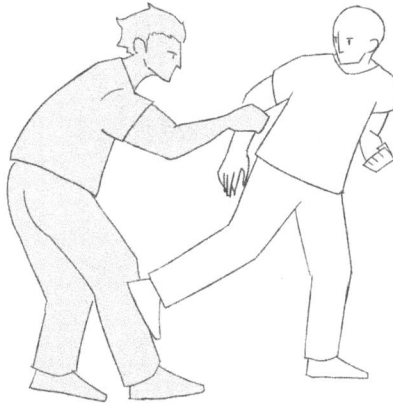

Lorsque vous reposez votre pied, déplacez votre poids de sorte que vous soyez face à votre attaquant, prêt pour une frappe suivante. Une variante du coup de pied latéral bas est le coup de talon arrière.

Employez-le lorsque vous êtes fermement attrapé par derrière, par exemple si votre adversaire vous serre dans ses bras. Faites ce qui se rapproche le plus possible d'un coup de pied latéral bas.

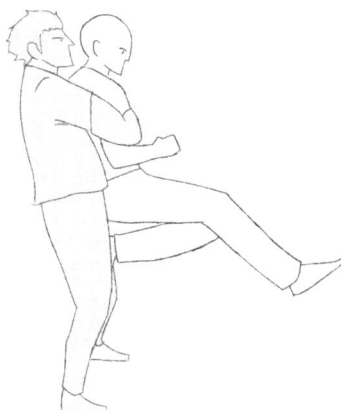

Améliorez votre capacité à rester en équilibre sur une jambe en vous tenant debout sur un pied tout en effectuant différentes tâches, telles que vous habiller ou faire la vaisselle.

ATTAQUE À L'AINE

Il existe de nombreuses façons d'attaquer l'aine, et lorsqu'elle est accessible, c'est une excellente cible.

Prise de L'aine

Si vos mains sont immobilisées en bas, empoignez l'aine de votre adversaire et serrez ou tordez.

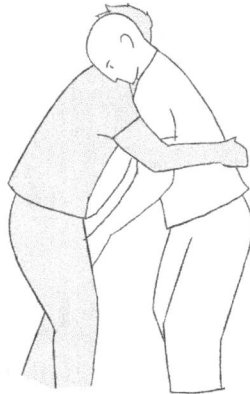

La prise de l'aine est également utile au sol. Le voici combinée avec un doigt dans les yeux.

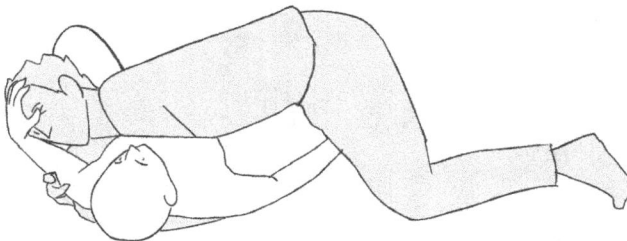

Coup de Pied à L'aine

Balancez votre pied vers le haut, comme si vous frappiez un ballon de football. En règle générale, ne frappez jamais plus haut que l'aine. Un coup bas vous aidera à garder votre équilibre.

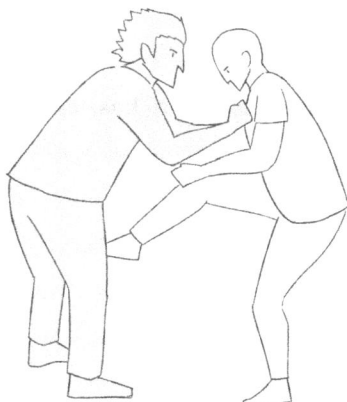

Coup de Genou à L'aine

Quand vous êtes tout près de votre adversaire, balancez votre genou droit dans son aine.

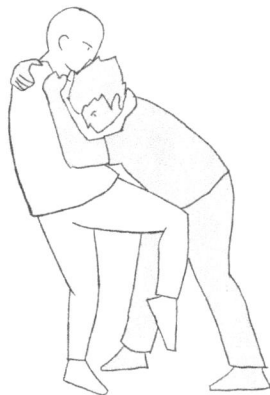

Frappe à L'aine

Une frappe à l'aine peut être faite dans n'importe quelle direction et avec n'importe quelle arme. Les coups de pied et de genou à l'aine sont des types de frappes à l'aine. Dans cette image, le coup est porté en arrière avec l'avant-bras.

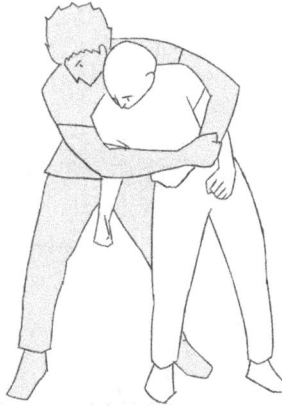

Chapitres Connexes:

- Doigts Dans les Yeux
- Genoux

TORSION DES DOIGTS

Si frapper ne suffit pas pour qu'un attaquant vous lâche, attaquez ses doigts. Prenez deux de ses doigts dans une main et deux dans l'autre. Écartez-les.

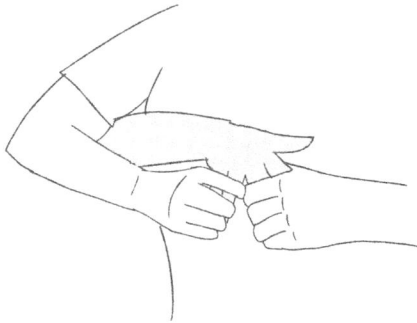

Si vous ne pouvez pas effectuer cette prise, saisissez n'importe quel doigt et pliez/tordez-le vers son poignet. Le petit doigt est le plus facile à manipuler.

TALON DE LA PAUME

Le talon de la paume est une bonne arme de frappe. Servez-vous en pour éviter d'abîmer vos jointures.

Pliez la partie supérieure de vos doigts vers le bas et votre poignet vers l'arrière. Gardez votre pouce contre vos doigts.

Frappez sous le menton de votre agresseur avec la partie inférieure de votre paume.

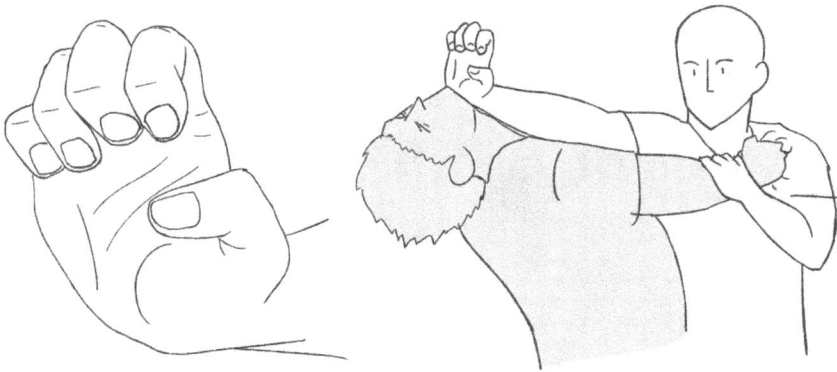

COUDES

Le coude est une excellente arme de frappe en combat rapproché. C'est l'endroit le plus dur de votre corps, vous pouvez en tirer beaucoup de puissance et il est efficace sous divers angles.

Lorsque vous lancez un coup de coude, gardez votre main ouverte pour exposer l'os. Posez votre pouce sur votre poitrine pendant que vous l'envoyez dans votre cible. Générez de la puissance en faisant pivoter vos hanches.

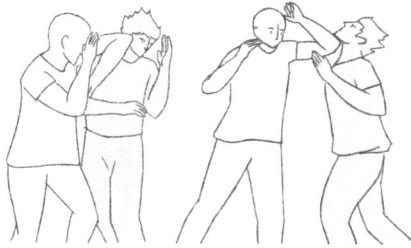

Augmentez la force de frappe en attrapant la tête de votre adversaire et en la tirant vers votre coude pendant que vous frappez. Votre coude est également une bonne option pour une frappe arrière au corps ou à la tête.

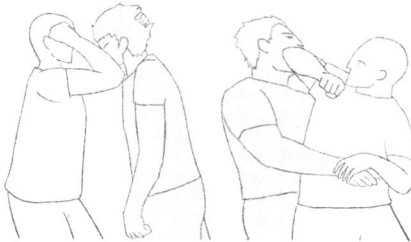

COUP DE COUDE

Le coup de coude est à la fois une attaque et une défense. Il couvre votre tête, votre visage et votre gorge avec vos bras et protège vos artères avec vos avant-bras.

Un mouvement soudain en avant bouscule votre adversaire, ce qui diminue l'impact de sa frappe. En même temps, votre coude se plante en lui pour lui faire mal et le repousser.

Le coup de coude est efficace contre une attaque surprise de front, si vous êtes trop près pour lancer un coup de pied latéral. Vous pouvez l'effectuer depuis une position ordinaire, par exemple avec les pieds écartés à largeur d'épaules, ou depuis la position de garde.

Pour donner le coup de coude, placez votre paume sur le dessus de votre tête, votre coude pointant vers l'avant. Rentrez votre menton vers votre épaule avant. Gardez les yeux levés et les dents serrées. Placez votre paume arrière sur le côté de votre tête ou votre oreille.

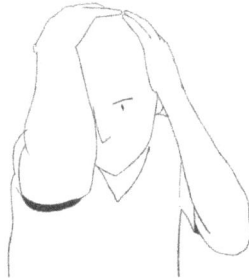

Adoptez cette position quand vous vous jetez sur votre attaquant en utilisant la puissance explosive de vos jambes. Ne sautez pas. Vos pieds doivent à peine quitter le sol. Votre pied arrière doit glisser dessus.

Vous atterrirez dans une position plus basse en raison du caractère explosif du mouvement. Adoptez la position de garde agressive pendant que vous continuez à attaquer, ou fuyez.

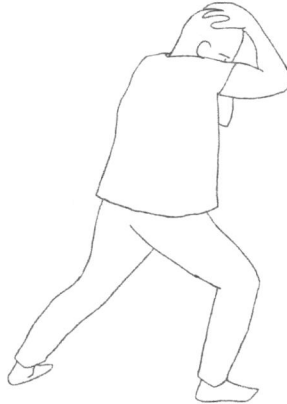

La position des mains durant le coup de coude est également une bonne position défensive de « couverture ». Adoptez-la lorsque vous êtes dominé par une rafale de frappes. Levez vos avant-bras dans la direction de l'attaque et reculez pour vous enfuir.

Si vous ne pouvez pas reculer, rapprochez-vous de votre attaquant pour diminuer la puissance de ses frappes et attaquez ses yeux, son aine, etc. Si vous êtes au sol, repliez vos jambes pour vous protéger davantage et restez sur le dos jusqu'à ce que vous puissiez le faire tomber (voir le chapitre « Mise à terre »).

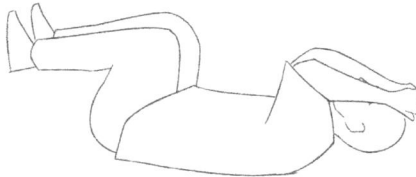

Chapitres Connexe:

- Position de Garde

DOIGTS DANS LES YEUX

L'œil est une petite cible, mais si vous l'atteignez, vous pouvez estropier la plupart des attaquants. Enfoncez votre pouce dans l'œil aussi fort que nécessaire.

C'est également efficace comme défense au sol.

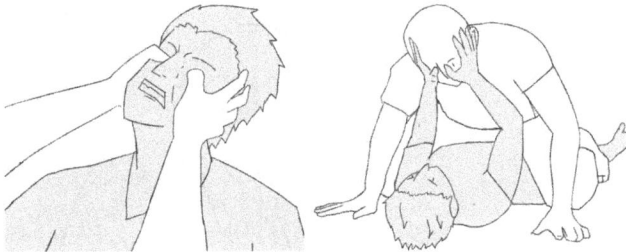

Si vous ne voulez pas faire quelque chose d'aussi violent, appliquez la même technique au creux de la gorge de votre agresseur ou au creux sous le lobe de son oreille.

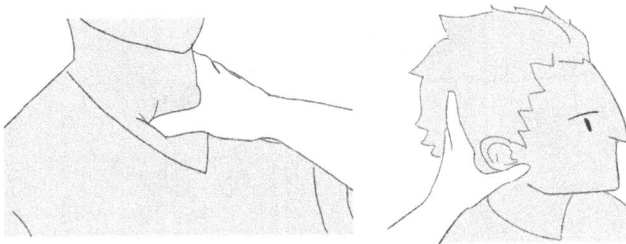

COUP DE TÊTE

Le coup de tête est un coup de dernier recours. Le pratiquer peut vous étourdir, alors assurez-vous de cogner votre front sur une cible molle, comme le nez de votre adversaire. Frappez avec la zone située à 3 cm au-dessus de votre sourcil. Gardez vos dents serrées et votre menton rentré.

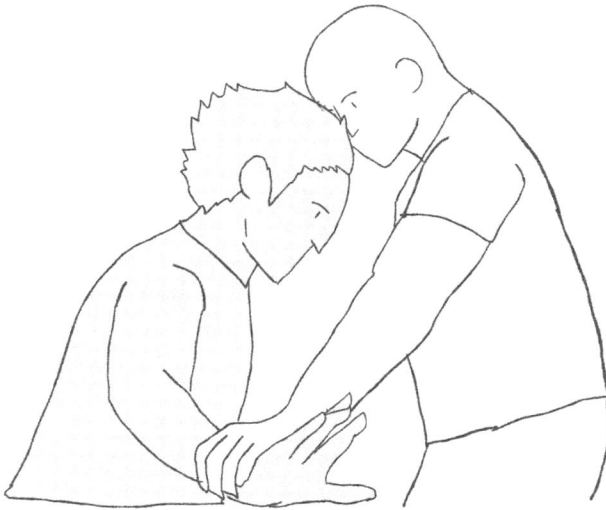

CHUTES AMORTIES

Que vous soyez poussé, déséquilibré, projeté ou que vous tombiez, une chute amortie réduira l'impact.

La chute amortie latérale est la plus courante, mais il est également important d'apprendre les chutes avant et arrière.

La technique est différente pour chacune, mais il y a deux choses importantes à surveiller:

- Ne mettez pas votre main vers le bas. C'est là une réaction naturelle, mais recevoir l'impact de la chute sur un seul point risque de vous blesser.
- Protégez votre tête en l'éloignant du sol à l'atterrissage.

Pratiquez vos chutes amorties sur une surface molle mais ferme, comme de l'herbe ou un tapis de gym. Faites-en souvent pour qu'elles deviennent instinctives.

Une fois que vous les maîtrisez, entraînez-vous à faire des chutes dans des scénarios réalistes, comme lorsque vous êtes poussé ou jeté au sol.

Chute Amortie Latérale

En position debout, faites un pas avec votre jambe droite et accroupis-sez-vous sur une seule jambe en avançant votre jambe gauche.

Plus vous pliez la jambe, plus vous serez près du sol avant d'atterrir.

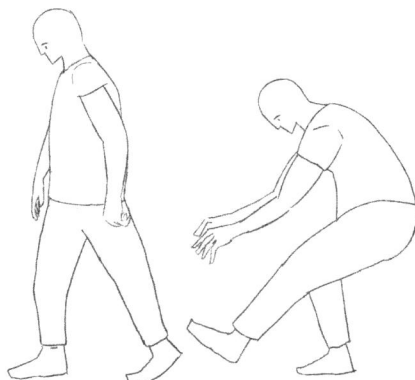

Descendez le plus près possible du sol, rentrez votre menton contre votre poitrine et tombez sur votre flanc gauche ou sur le dos. Vous atterrirez également sur l'ensemble de votre bras gauche, qui doit être écarté à environ 45 degrés de votre corps, paume vers le bas. Expirez lorsque vous touchez le sol. Vos jambes iront probablement en l'air.

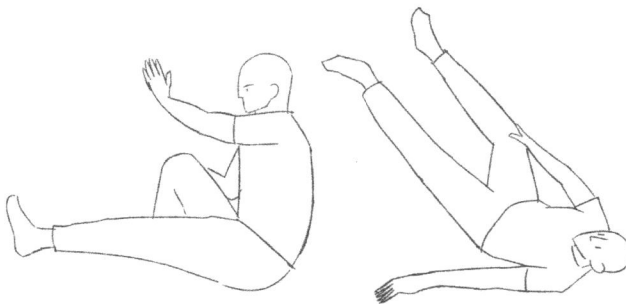

Laissez vos jambes revenir au sol dans une position confortable, mais pas croisées ni trop écartées.

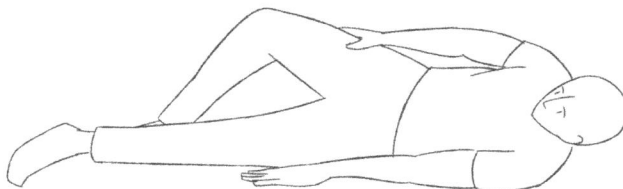

Chute Amortie Arrière

Accroupissez-vous aussi bas que possible et rentrez votre menton contre votre poitrine.

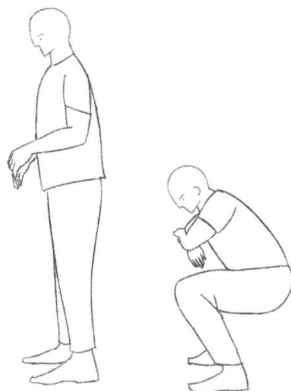

Tombez sur le dos et les bras. Ne roulez pas trop en arrière.

Si vous arrêtez net le roulement, cela mettra trop de pression sur votre corps, mais il ne faut pas que vos jambes remontent trop loin vers votre tête pour la même raison. Pour contrôler cela, tournez vos pieds un peu vers l'avant et gardez une légère flexion des genoux. Vos bras doivent s'écarter d'environ 45 degrés.

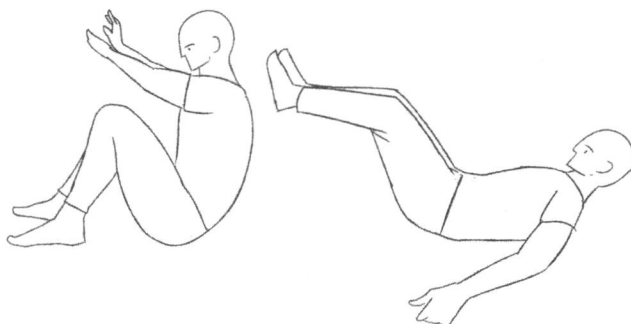

Chute Amortie Avant

Avec la chute amortie avant, vous tombez directement en avant et atterrissez sur vos avant-bras. Commencez à genoux pour être plus près du sol. Mettez vos bras devant votre visage en un V retourné. En tombant vers le sol, contractez votre abdomen et recevez l'impact sur vos avant-bras. Tournez votre visage sur le côté et essayez de ne pas toucher le sol avec votre ventre.

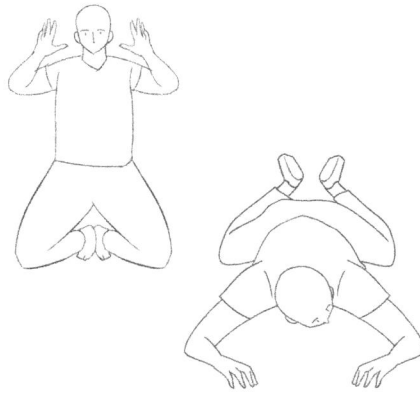

Une fois que vous êtes au point, faites-le en position debout. Écartez vos jambes pour être plus près du sol. Finalement, vous pourrez pratiquer cette chute à partir d'une position debout complète.

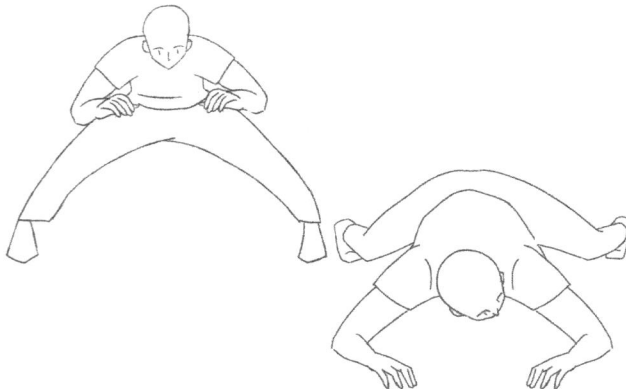

COUP DE PIED PIVOTANT

Lorsque vous vous retrouvez au sol, lancez un coup de pied pivotant pour vous protéger.

Tournez vos pieds face à votre agresseur. Utilisez un bras pour vous protéger et une jambe pour lui donner un coup de pied s'il vient vers vous. Pivotez pendant qu'il bouge pour garder vos pieds pointés vers lui.

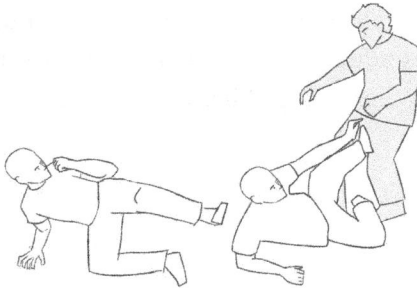

Se Relever

À partir de la position du coup de pied pivotant, utilisez votre autre main et votre autre pied pour vous éloigner jusqu'à ce que vous ayez suffisamment de distance pour vous relever.

Faites passer vos pieds derrière vous pour qu'ils soient proches de la position de garde. Servez-vous d'une main pour vous soulever du sol et de l'autre pour protéger votre visage.

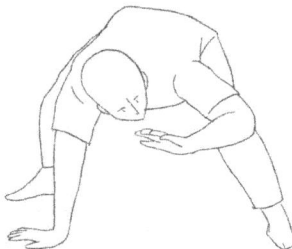

Levez-vous et prenez la position de garde.

Poids Mort

Bien qu'aller au sol ne soit normalement pas conseillé, c'est un bon moyen de gagner du temps dans une situation d'enlèvement où vous savez que vous ne pouvez pas repousser votre agresseur.

Lorsque vous êtes attrapé, tombez au sol et devenez un poids mort.

Criez à l'aide pendant que vous donnez un coup de pied pivotant.

C'est un bon coup par défaut pour les enfants qui sont trop petits pour combattre les adultes. Ils devraient crier : « Au secours, c'est un inconnu ! » Dans un lieu public, cela suffira souvent à faire fuir l'agresseur.

APPLICATION

Cette section montre comment vous pouvez appliquer les attaques enseignées jusqu'à présent dans des scénarios réalistes.

La plupart de ces scénarios supposent qu'un attaquant vous enlève. Il vous attrape et vous emmène. Si vous pouvez vous échapper de ces prises avec l'intention de bouger, vous pouvez également y échapper à partir de positions stationnaires. Ce n'est pas toujours vrai dans l'autre sens.

Ces trois conseils vous permettront de vous dégager de la plupart des prises:

- Agissez vite. Frappez et luttez pour vous libérer.
- Attaquez ses doigts si nécessaire.
- Fuyez dès que possible.

Voici quelques conseils supplémentaires si vos frappes simples ne suffisent pas.

Étranglements

Avec tout étranglement, votre priorité est de dégager vos voies respiratoires.

Adoptez au mieux la position du coup de coude.

Faites glisser vos mains le long de votre tête et agrippez fermement l'avant-bras de votre agresseur, ou son poignet de préférence.

Dès qu'un interstice est créé, rentrez votre menton contre votre épaule.

Attaquez et luttez pour sortir votre tête.

En dernier recours, mordez-le. Secouer la tête pendant que vous mordez causera plus de douleur.

Pour un étranglement avant, si ce qui précède ne marche pas, cambrez votre dos pour relever la tête et l'écarter de votre agresseur. Placez vos mains sur ses hanches si besoin.

Déplacez votre tête sur son ventre pour la dégager.

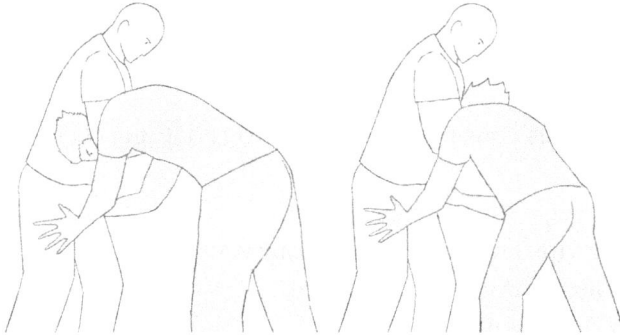

Dégagement

Si vous ne parvenez pas à vous dégager d'un attaquant, rapprochez-vous pour l'attaquer, puis dégagez-vous à nouveau.

Soulèvement

Enroulez votre jambe autour de celle de votre agresseur pour l'empêcher de vous soulever trop haut.

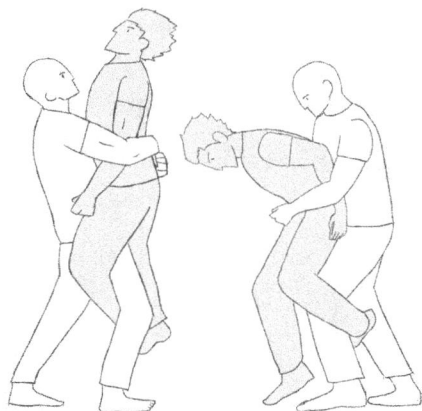

Chevauchement

La position de chevauchement, c'est lorsque vous êtes sur le dos au sol et que votre attaquant est à califourchon sur vous. Pour vous dégager de cette position, bloquez un de vos pieds à l'extérieur du sien et saisissez son bras du même côté. C'est le côté piégé.

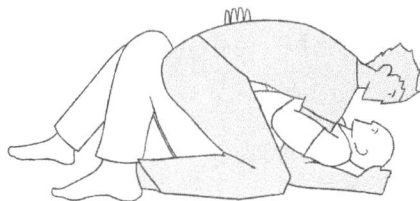

Soulevez vos hanches pour le diriger vers l'avant et vers le côté que vous avez piégé. Cela le renversera de façon que vous retrouviez sur lui.

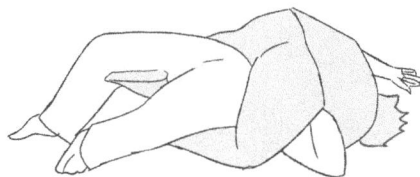

Frappez-le plusieurs fois et relevez-vous. Pour vous éviter de heurter le sol, ne frappez pas directement. À la place, donnez des coups de coude, mettez vos doigts dans ses yeux, empoignez son l'aine, etc.

Un combattant au sol expérimenté peut croiser ses chevilles autour de vous et essayer de vous tirer à lui. Poussez sur son torse pour créer une distance.

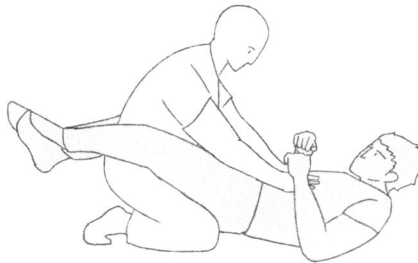

Raidissez vos bras pour vous soutenir et frappez son aine avec votre genou.

Un dernier recours consiste à lui fracasser la nuque au sol. Cela mettra la plupart des gens KO, mais cela peut causer des lésions cérébrales voire la mort.

Chapitres Connexes:

- Coudes
- Doigts Dans les Yeux

FRAPPES ET STRATÉGIES AVANCÉES

Les tactiques de combat de cette section sont bonnes à utiliser lorsque vous êtes dans un combat en cours et/ou lorsque les techniques de base sont trop agressives.

DIRECT LONG AVANT

Le direct long avant est rapide, précis, puissant et pratique.

À partir de la position de garde, balancez votre poing directement dans votre cible depuis le centre de votre corps. Ne reculez pas avant de frapper.

Votre main arrière doit être levée lorsque vous lancez la frappe pour vous défendre et/ou contre-attaquer.

Pour une portée et une puissance maximales, déplacez votre poids sur votre jambe avant tandis vous tournez votre hanche et tendez votre épaule. Ne laissez pas votre coude se s'étirer complètement. Cela limiterait votre puissance et pourrait vous blesser.

Ne vous penchez pas en arrière lorsque vous frappez, mais ne vous penchez pas trop en avant non plus. Si vous devez vous rapprocher, utilisez un jeu de jambes pour réduire la distance.

Lorsque votre frappe entre en contact, jetez votre poignet et serrez votre main en un poing vertical, avec le pouce vers le haut et les jointures pointées vers votre cible.

Vos trois articulations inférieures entreront en contact lorsque vous jetterez votre poing dans votre cible. Ce n'est pas une poussée.

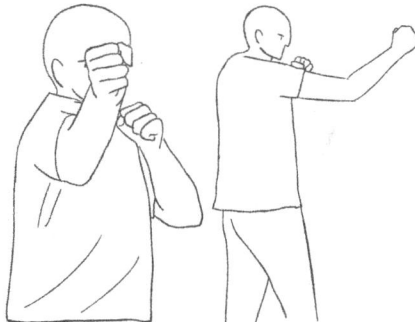

Laissez votre bras revenir à la position de garde naturellement, soit tout droit, soit de manière elliptique. Ne le laissez pas tomber, car cela laisserait une ouverture.

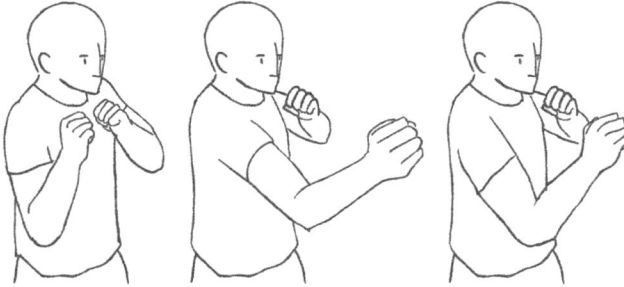

Combiner le direct avant avec un glissement avant vous permet de réduire la distance et d'augmenter la puissance.

Ici, votre main bouge en premier, suivie de près par votre pied avant. Pour un observateur, ces mouvements sembleront simultanés, mais vous devez d'abord bouger votre main pour éviter de téléphoner.

Votre poing doit atteindre votre cible avant que votre pied n'atterrisse ; sinon, vous perdrez de la puissance. Ceci est vrai pour toutes les frappes avec la main. Dans toutes les techniques de pied, c'est le pied qui bouge en premier.

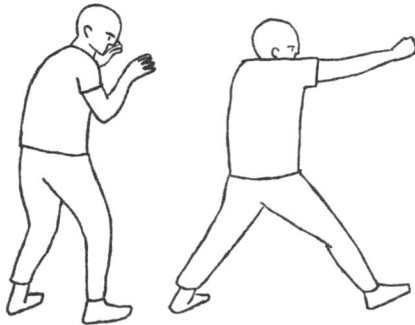

Former un Poing

Un bon poing vous permettra de frapper sans vous blesser.

Tenez votre main à plat, avec vos doigts réunis et votre pouce vers le haut.

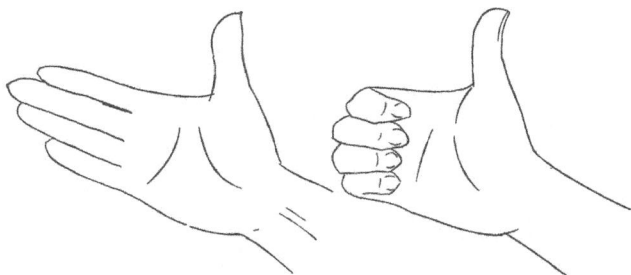

Repliez vos doigts sur votre paume, puis ramenez votre pouce sur vos doigts.

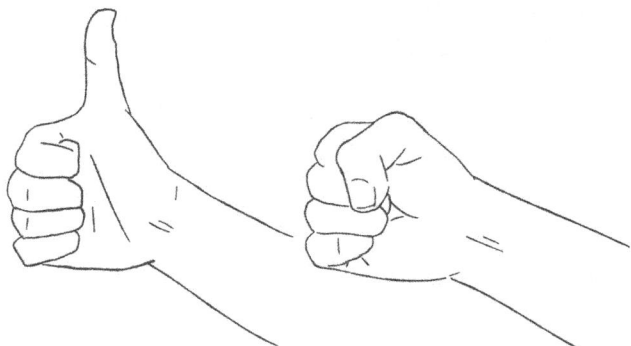

Ne serrez pas votre poing avant qu'il n'entre en contact. Vous devez avoir des muscles détendus pour produire de la vitesse et de la puissance. C'est vrai pour toutes les frappes.

L'alignement de votre poignet est important pour tous les coups de poing. Inclinez votre poignet vers le haut pour aligner votre poing avec votre avant-bras. Si votre poing frappe alors que votre poignet est plié, vous vous blesserez.

Tant que vous tenez votre poing correctement, vous pouvez frapper sous n'importe quel angle.

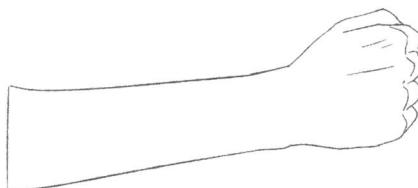

Conditionnez vos jointures pour un coup de poing plus fort et pour éviter les blessures lors de la frappe. Faire des pompes les poings fermés est une bonne façon de commencer. Faites-les avec vos poignets alignés comme décrit.

Tournez vos paumes vers l'intérieur et gardez vos coudes serrés contre votre corps. Cela permet au mouvement des bras de la pompe d'imiter celui du coup de poing droit.

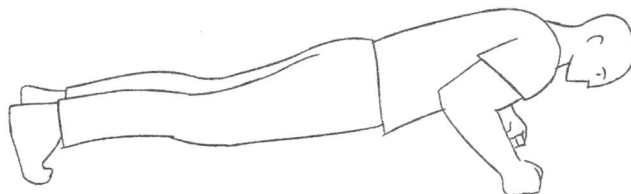

Chapitres Connexes:

- Position de Garde
- Jeu de Jambes

REVERS

Le revers est une frappe polyvalente qui peut être très difficile à parer/dévier pour votre adversaire.

Bien qu'il soit préférable de le faire à partir de la position de garde à hauteur d'épaule, il peut également être lancé de n'importe où entre votre épaule et votre ligne de taille. Cela le rend parfait pour attaquer à partir d'une posture détendue et non combative, en cas de besoin.

La cible principale pour un revers est la tempe, mais d'autres parties molles du visage, comme le nez, sont également valables.

Lorsque vous frappez à partir de la position de garde, balancez le premier revers par en-dessous, avec mouvement de jet fouetté. Lorsque vous frappez, votre poids corporel devrait se déplacer vers votre jambe avant et votre main arrière devrait descendre un peu pour vous protéger. Le dessus de vos deux plus grosses jointures doit entrer en contact avec votre cible.

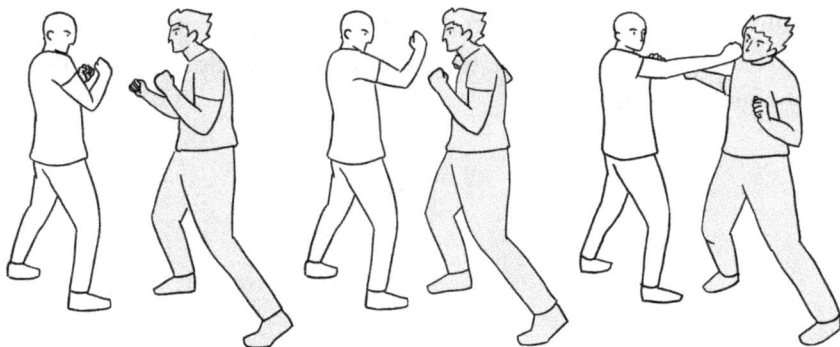

Related Chapters:

- Position de Garde

GLISSER, PARER ET FRAPPER

La technique de glissement, parade et frappe est une combinaison de trois techniques que vous pouvez employer pour vous défendre ou comme tactique d'ouverture.

Vous pouvez pratiquer chaque technique seule ou en pratiquer deux ensemble sans la troisième. Par exemple, vous pouvez:

- Glisser et parer
- Glisser et frapper
- Parer et frapper

Si vous devez réduire la distance pour que votre frappe atteigne sa cible, incorporez un glissement avant.

Désaxage

Le désaxage est une technique d'évitement employée contre un coup de poing droit (jab, cross, direct long, etc.). Il vous permet d'éviter une frappe, de rester à portée de frappe et d'avoir les deux mains libres pour contre-attaquer.

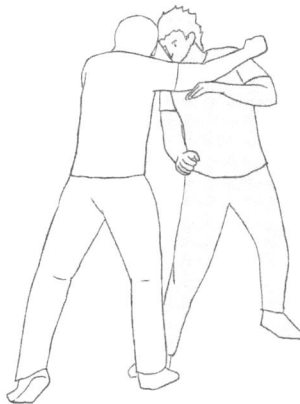

Lorsqu'une attaque survient, décalez votre tête vers l'extérieur du bras de frappe de l'attaquant et un peu en avant. Déplacez-vous juste assez pour éviter d'être touché. Le timing et l'estimation de l'espace sont les facteurs clés.

Vous pouvez vous désaxer de chaque côté de la garde de l'attaquant.

Parade

La parade est un mouvement rapide de la main utilisé pour dévier les coups loin de vous. Elle est préférable au blocage, qui utilise la force pour arrêter un coup. En parade, le timing et l'économie de mouvement sont plus importants que la force.

Ne parez qu'en cas de besoin et au tout dernier moment. Déplacez-vous juste ce qu'il faut pour dévier une frappe et/ou créer une ouverture pour un contre. Votre parade ne doit pas dépasser votre épaule.

Lorsque vous parez, votre coude doit rester relativement fixe pendant que vous utilisez votre main et votre bras pour effectuer le mouvement.

La plupart du temps, vous parerez avec votre main arrière, ce qui laissera votre main avant libre de contrer, mais il est également possible de parer avec votre main avant.

Lorsque vous utilisez le glissement et la parade ensemble, le glissement est votre principale manœuvre défensive. La parade est un secours et ne peut pas entrer en contact. Vous pouvez parer en déplaçant votre main en travers de votre corps (image) ou vers l'extérieur.

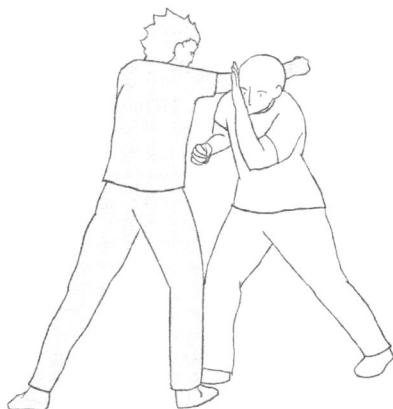

Glisser, Parer et Frapper

Combinez le glissement et la parade avec un coup de poing droit ou un revers.

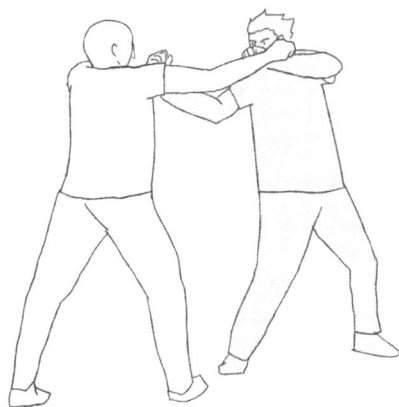

Un désaxage vers l'extérieur est également possible.

COMBINAISON 1-2

La combinaison 1-2 est une combinaison de boxe fondamentale qui utilise le jab (1) pour piéger l'adversaire/vous mettre à portée, puis un cross (2) comme coup principal.

Ici, elle a été adaptée pour que vous puissiez l'utiliser avec des coups de poing droits avant et arrière.

Lancez un direct avant puis un direct arrière immédiatement après.

Le direct avant est lancé depuis votre pied avant. Lorsque votre pied arrière se lève, votre direct avant entre et votre directe arrière sort.

Le coup de poing direct arrière est lancé directement devant votre nez et frappe votre cible avec un jeté de votre épaule arrière, de préférence sur le côté de la mâchoire de votre adversaire.

Pour maximiser la force derrière le coup de poing, utilisez pleinement l'élan et projetez votre corps derrière le coup. N'oubliez pas de jeter votre poing, pas de le pousser.

Le direct arrière sort alors que le direct avant revient et frappe avant que votre pied arrière n'atterrisse. Votre main avant devient la main défensive pendant que votre coup de poing arrière est lancé.

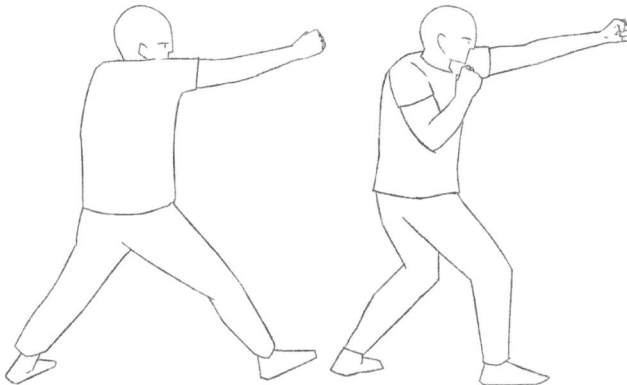

Directs Multiples

Vous n'êtes pas obligé de vous arrêter à deux coups de poing consécutifs. Vous pouvez en faire autant d'affilée que vous le souhaitez, tout en vous déplaçant vers l'avant pour bousculer votre adversaire.

JETÉ ARRIÈRE

Le jeté arrière est une technique utile pour éviter un coup à la tête. Utilisez-le lorsque vous êtes trop loin pour glisser, parer et frapper, mais que vous ne voulez pas reculer. Quand la frappe arrive, jetez votre corps hors de portée et revenez aussitôt.

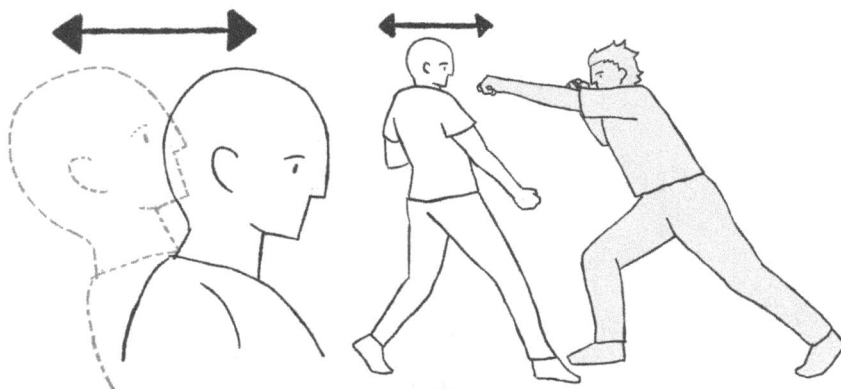

Vous pouvez également l'employer avec un pas de retrait si nécessaire.

Le retour du jeté arrière est un bon moment pour contrer (avec une combinaison 1-2, par exemple).

GENOUX

Les coups de genou sont les coudés de vos jambes. Tirez la tête de votre adversaire vers le bas pendant que vous balancez votre genou dans son visage. Pointez votre pied et vos orteils vers le bas pour vous protéger et veillez à ne pas perdre l'équilibre. Faites-en quelques-uns à suivre pour plus de dégâts.

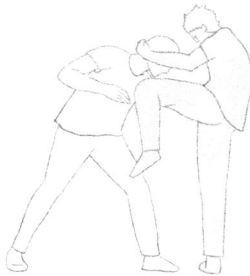

Se Défendre Contre les Coups de Genoux

Adoptez la position du coup de coude. Elle protège votre tête et envoie votre coude dans la cuisse de votre adversaire.

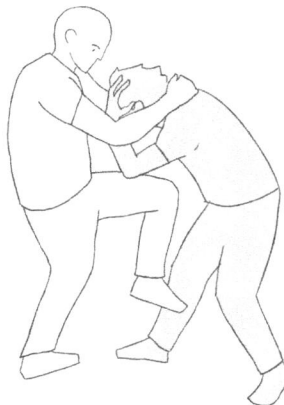

CROCHET COURT

Un crochet court est utile pour pénétrer la garde de votre adversaire ou pour vous défendre contre quelqu'un qui vous serre ou essaie de vous serrer dans ses bras.

C'est l'une des frappes les plus courtes, mais elle a un impact énorme lorsqu'elle est effectuée correctement.

Pour ce faire, rentrez votre coude près de votre corps. Si vous visez le corps de votre adversaire, tenez votre coude contre vos hanches. Si vous visez sa tête, tenez votre coude contre vos côtes inférieures.

Formez un poing approprié (voir « Direct long avant ») et inclinez-le de manière que votre paume soit tournée vers le ciel à un angle d'environ 45 degrés.

Pivotez votre corps d'un mouvement vif pour envoyer votre poing dans la cible.

Générez de la puissance en faisant pivoter vos hanches.

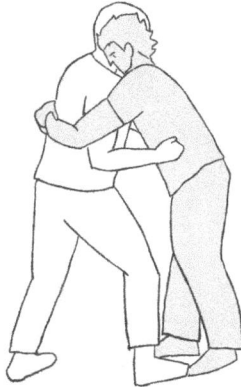

Défense Contre le Crochet Court

Descendez vos coudes pour protéger vos côtes. Reculez au fur et à mesure que les coups arrivent.

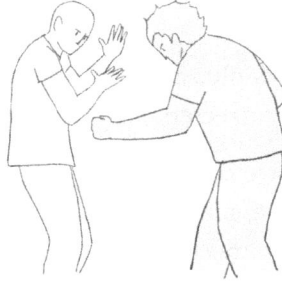

Chapitre Connexe:

- Direct Long Avant

GUILLOTINE

Les frappes sont généralement un moyen plus efficace de combattre un attaquant que les étranglements.

Cependant, frapper continuellement un adversaire coriace vous causera de la fatigue et/ou des blessures. Si votre rafale initiale de frappes a peu d'effet, un étranglement peut être utile.

Cela peut également être la seule option lorsque vous êtes trop près pour utiliser vos coudes et vos genoux.

Appliqués correctement, la guillotine et d'autres étranglements peuvent provoquer une perte de conscience dans les 10 secondes.

Arrêtez l'étranglement dès que votre adversaire devient mou. Continuer à l'appliquer entraînera des lésions cérébrales et éventuellement la mort.

Dans la plupart des cas, votre adversaire reprendra conscience dans les 30 secondes, alors échappez-vous dès qu'il est inconscient.

À l'entraînement, lâchez prise dès que votre adversaire tape (voir « Entraînement »).

Pour appliquer la guillotine, enroulez votre bras autour de la nuque et du cou de votre adversaire. Sa tête doit se trouver sur le côté de votre torse.

Votre paume doit faire face à votre poitrine, de sorte que le haut de votre poignet coupe sa gorge juste en dessous de sa pomme d'Adam. Utilisez votre autre main pour saisir votre première main et tirez vers vous avec les deux mains. Gardez vos pieds dans la position du combattant pour vous équilibrer.

Pour une prise alternative, placez votre autre main sur son épaule. Saisissez votre avant-bras avec votre première main et cambrez votre dos pour appliquer l'étranglement.

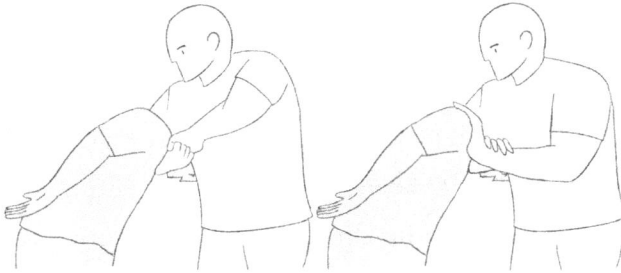

Défense Contre le Tacle

Un étranglement à guillotine contre bien le tacle commun.

Quand votre adversaire arrive, écartez vos jambes et tombez de tout votre poids sur lui depuis votre centre de gravité.

Vous pouvez en même temps balancer votre coude dans son dos et/ou lui donner un coup de poing dans les côtes.

Appliquer la guillotine.

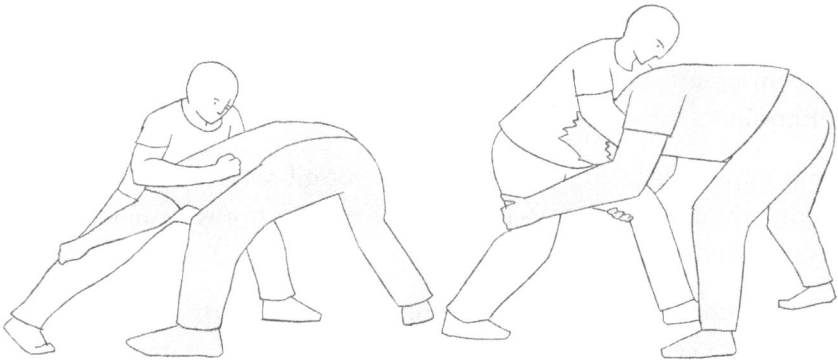

Guillotine au Sol

Si vous perdez l'équilibre et que vous vous retrouvez à terre, enroulez vos jambes autour de votre adversaire et croisez vos chevilles pour lr bloquer.

Poussez-le avec vos jambes tout en tirant son cou vers votre menton.

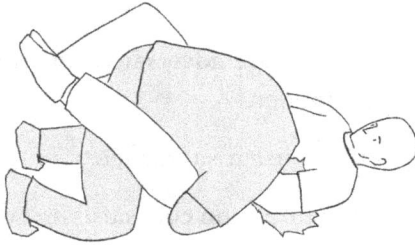

Chapitres Connexes:

- Entraînement
- Coudes

ÉTRANGLEMENT ARRIÈRE

Lorsque vous êtes derrière votre adversaire, un étranglement arrière est un bon moyen de l'éliminer.

Placez le creux de votre coude sur sa trachée.

Si votre bras droit est autour de son cou, saisissez votre biceps gauche avec votre main droite. Mettez votre main gauche derrière sa tête et serrez vos coudes ensemble.

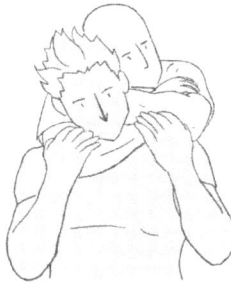

Si nécessaire, forcez-le à exposer son cou en tirant sur ses yeux ou en appuyant votre avant-bras sous son nez.

Pour s'approcher furtivement de quelqu'un (pour aider un ami, par exemple), venez par-dessous son champ de vision. De cette façon, s'il se retourne, vous avez encore quelques instants avant qu'il ne vous repère.

Étranglement Arrière au Sol

Lors d'une lutte à terre, la meilleure position pour appliquer un étranglement est le chevauchement sur le dos. Dans cette position, vous êtes dans le dos de votre adversaire, dans le même sens. Vos deux jambes sont enroulées autour de lui, vos talons « accrochés » à l'intérieur de ses jambes.

Ne croisez pas les pieds.

Appliquez l'étranglement arrière.

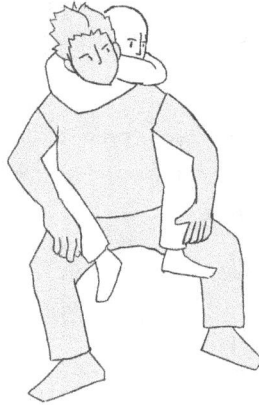

Garrot Improvisé

Effectuer correctement un étranglement arrière n'est pas facile. Un garrot improvisé a beaucoup plus de chances de réussir.

Fabriquez-en un avec un lacet et deux stylos ou des objets similaires. Formez une boucle simple à chaque extrémité du lacet. Insérez des stylos dans les boucles pour en faire des poignées.

Mettez-vous derrière votre adversaire et passez la corde autour de son cou. Tirez aussi fort que vous le pouvez jusqu'à ce qu'il soit hors d'état.

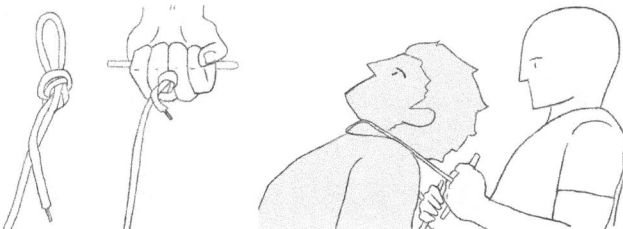

CROCHE-PIED SIMPLE

Faire trébucher votre adversaire pour le faire tomber le démoralisera. S'il atterrit de manière incorrecte, cela peut également lui causer des blessures.

Lorsque vous êtes debout, vos pieds forment deux points d'un triangle. Le troisième point, qui peut être de chaque côté, est celui où vous êtes le plus déséquilibré.

Si vous êtes poussé vers ce troisième point, vous perdrez l'équilibre, et si vous ne parvenez pas à vous rétablir, vous tomberez.

Pour l'utiliser contre un adversaire, placez un pied au troisième point de son triangle et servez-vous-en de pivot pour le projeter au sol.

Rapprochez votre pied/jambe le plus possible de son corps sans perdre votre propre équilibre.

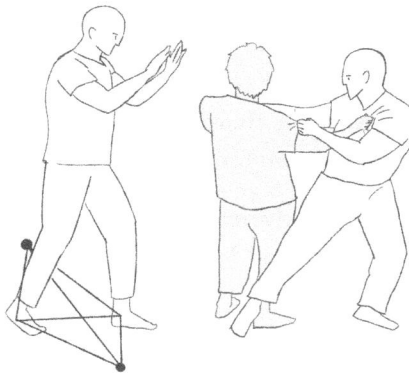

Une fois qu'il est à terre, donnez-lui des coups de pied avant de courir vers la sécurité.

Mettez-vous sur le côté et frappez ses genoux, ses côtes et/ou sa poitrine. Taper sur sa tête est excessif, mais peut être nécessaire dans une situation mettant votre vie en danger.

MISE AU TAPIS

Dans la plupart des cas, être à terre est mauvais et votre objectif principal est de vous remettre sur pied. Utilisez la technique du coup de pied pivotant jusqu'à ce que vous ayez assez de place pour vous relever.

Si votre adversaire parvient à contourner votre défense du coup de pied pivotant, mettez vos mains en position du coup de coude et levez vos genoux. Faites de votre mieux pour orienter votre défense vers son attaque.

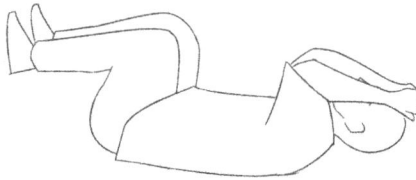

S'il vous lance un coup de pied ou s'il s'approche suffisamment, saisissez sa ou ses jambes. Mettez-vous sur un genou et serrez fermement sa ou ses jambes aux genoux. Amenez-le au sol en vous penchant sur ses cuisses et en déplaçant tout votre poids vers le bas en diagonale.

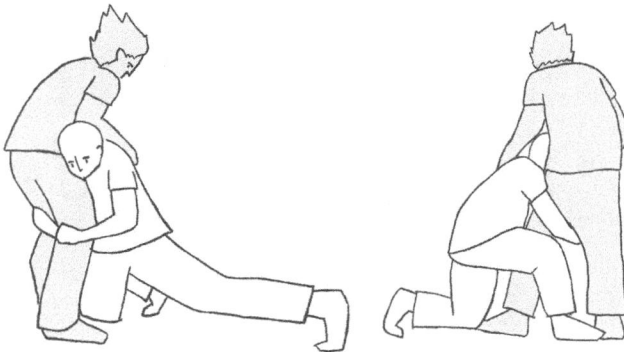

Relevez-vous et attaquez, et/ou fuyez.

ATTAQUES EN CHEVAUCHEMENT

Une alternative à la position debout est d'adopter la position de chevauchement et de frapper votre adversaire jusqu'à ce qu'il soit hors d'état. Chevauchez son torse pour être face à lui et placez vos genoux aussi près que possible de ses aisselles.

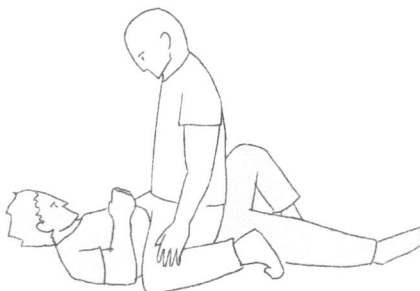

Balancez des coups de coude sur son visage ou sa tête, afin de ne pas écraser votre coude au sol si vous le ratez.

Vous pouvez l'étrangler en bloquant un bras sous son cou. Saisissez votre poignet avec votre autre main et serrez fermement pour que votre épaule et votre biceps coupent sa circulation sanguine. Cela marchera mieux si son bras est entre votre tête et son cou, car cela comblera l'écart.

Vous pouvez également utiliser votre épaule et votre poing opposé pour serrer ses artères.

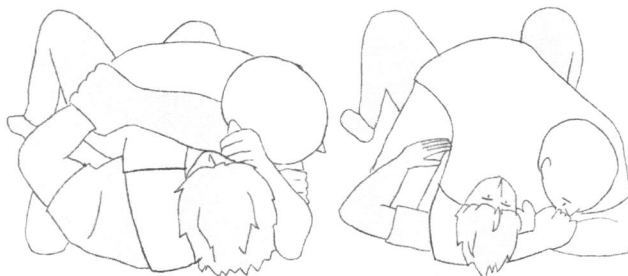

Vous pouvez appliquer cela par le côté ou par derrière, au sol ou debout, bien que l'étranglement arrière soit plus efficace.

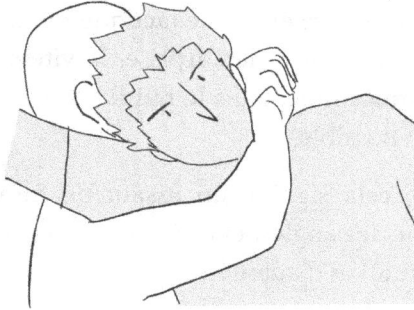

Pour en savoir plus sur la lutte à terre, visitez:

www.SFNonFictionbooks.com/Foreign-Language-Books

BLITZKRIEG

La blitzkrieg (guerre éclair) était une tactique militaire de la Seconde Guerre mondiale qui utilisait la surprise, la vitesse et un assaut de puissance de feu concentrée, dans le but de mettre fin à une bataille le plus rapidement possible.

Dans ce contexte, cela signifie un assaut de frappes contre votre adversaire sous tous les angles, et c'est une stratégie de combat principale dans une situation d'autodéfense.

Effectuez chaque frappe aussi forte et vite que possible. Entrez dans son espace et occupez-le. Repoussez constamment votre adversaire et ne lâchez rien.

La blitzkrieg sert à écraser votre adversaire à courte distance ou comme tactique de combat complète du début à la fin. C'est-à-dire, commencez par des frappes à longue portée et continuez à vous rapprocher jusqu'à ce qu'il soit à terre.

Bousculer constamment votre adversaire de cette manière le déséquilibrera mentalement et physiquement.

Exemple 1

- Coup de pied bas au genou
- Parer et frapper
- Saisir et frapper du coude
- Croche-pied simple
- Coups de pied

Exemple 2

- Coup de coude
- Directs multiples

- Coups de genou à la tête
- Guillotine

Frapper le sac avec par séries de blitzkrieg (par exemple, une blitz-krieg de 30 secondes, une pause de 10 secondes, une blitzkrieg de 30 secondes, etc.) constitue un bon entraînement physique.

Chapitres Connexes:

- Coup de Coude
- Genoux
- Guillotine
- Croche-Pied Simple

FEINTES

Une feinte est une fausse attaque qui vous permet de créer une ouverture dans laquelle frapper.

Utilisez une feinte pour porter un coup lorsque la défense de votre adversaire est trop efficace contre vos attaques directes.

Bien qu'il existe de nombreuses façons différentes de feinter, les simples feintes suivantes suffisent à tromper un adversaire moyen à des fins d'autodéfense.

Haute-Haute

Balancez un direct dans sa tête. Dès qu'il bouge pour parer, ramenez votre main en arrière puis effectuez une frappe réelle dans l'ouverture qui se crée.

Basse-Haute

Balancez un direct bas. Dès qu'il baisse sa garde pour se défendre, ramenez votre main en arrière et frappez-le à la tête.

ATTAQUES D'IMMOBILISATION

Une attaque d'immobilisation (AI) empêche un adversaire de bouger une partie de son corps pendant que vous attaquez dans l'ouverture qui se crée.

Idéalement, elle force une ouverture tout en vous protégeant de la ou des partie(s) du corps que vous bloquez.

Une AI basique consiste à coincer d'une main le bras (ou les bras) de votre adversaire tout en le frappant avec votre main libre.

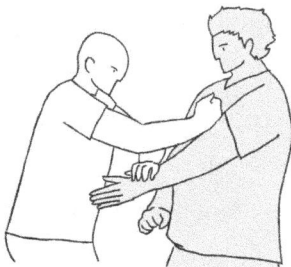

Dans ces deux exemples, le défenseur immobilise le bras de l'attaquant en l'empoignant.

Puis il le tire à lui tout en frappant son corps.

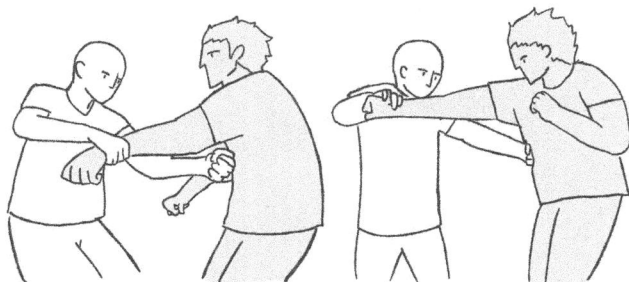

Voici un autre exemple où le défenseur immobilise le bras de l'attaquant en le saisissant.

Puis il le tire à lui tandis qu'il lui assène un revers à la tête.

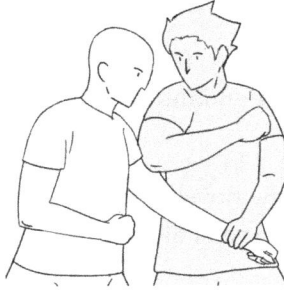

L'immobilisation ne se limite pas aux mains. Les attaques d'immobilisation bras-jambe, jambe-jambe, tête et cheveux sont toutes possibles.

Combiner une feinte avec une attaque d'immobilisation fonctionne bien.

Par exemple, utilisez une feinte basse-haute. Lorsque votre adversaire baisse sa garde, bloquez ses bras et attaquez haut.

Chapitre Connexes:

- Revers

DÉSARMEMENT D'UN HOMME ARMÉ

Le désarmement d'un homme armé est risqué. Pour vous donner les meilleures chances de succès, procurez-vous d'abord votre propre arme.

Si vous êtes désarmé et que votre adversaire a une arme, rappelez-vous les conseils suivants:

- Un coup de pied latéral bas peut étourdir votre adversaire tout en vous gardant hors de portée de frappe.
- Bougez fort et vite. Ne lui laissez pas le temps de récupérer ou de changer de tactique.
- Gardez vos distances et essayez de placer des objets immobiles entre vous deux.
- Surveillez l'arme et approchez-vous au moment opportun.
- Attendez-vous à être blessé, surtout lorsque vous combattez quelqu'un qui a un couteau.
- Quoi que vous choisissiez de faire, faites-le avec conviction. Donnez-vous à fond.

ARME CONTRE ARME

Si vous devez combattre quelqu'un possédant une arme, avoir votre propre arme vous donnera les meilleures chances de succès.

En plus des informations suivantes, consultez le chapitre sur les armes improvisées.

La main de votre adversaire constitue une bonne cible secondaire si elle est plus proche que sa tête.

Si vous avez un couteau, utilisez le timing, le jeu de jambes et les feintes. Attendez que votre adversaire frappe, puis rapprochez-vous avant qu'il ne puisse récupérer. Vous pouvez utiliser une feinte pour prévoir sa frappe.

Si vous avez une massue, frappez verticalement vers le bas le long de la ligne médiane. Si votre adversaire pratique une attaque en biais, votre coup vertical l'emportera. Si vous effectuez tous les deux des frappes verticales, celle qui atteindra sa cible en premier réussira.

Si la frappe de votre adversaire va battre la vôtre, parez-la. Quand sa frappe arrive, tapez son arme du bout de la vôtre pour la dévier. Ramenez immédiatement votre massue sur la ligne médiane pour terminer votre frappe.

Si vous tenez une arme plus longue, gardez l'avantage de la distance. Utilisez le jeu de jambes, les frappes verticales et les poussées.

Chapitres Connexes:

- Jeu de Jambes
- Armes Improvisées
- Feintes

DÉFENSE CONTRE ARME BASSE

Ne tentez de désarmer une arme à mains nues que si vous n'avez pas d'autre choix – lors d'une attaque surprise, par exemple.

Même si vous êtes bien entraîné, vous risquez d'être blessé. Il est beaucoup plus sûr de fuir, de vous soumettre ou de trouver votre propre arme. Cependant, lorsque ces options ne sont pas réalisables, ces techniques peuvent vous sauver la vie.

Cette technique spécifique s'applique à toute attaque avec une arme située en dessous du point à 90 degrés du coude de l'attaquant.

Le type de prise, le côté ou l'angle exact d'où il frappe n'ont pas d'importance.

Au-dessus de 90 Degrés   En dessous de 90 degrés

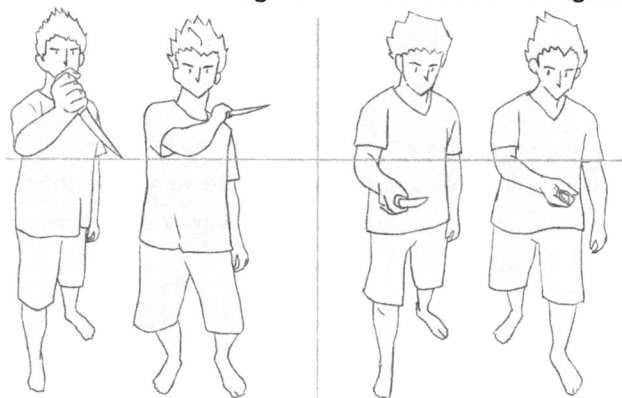

Lorsque la frappe survient, retenez son bras avec un blocage croisé. Dirigez vos deux pouces vers le bas pour qu'il soit plus difficile pour le couteau de se glisser entre eux.

Gardez une main haute et une basse pour « cerner » son coude.

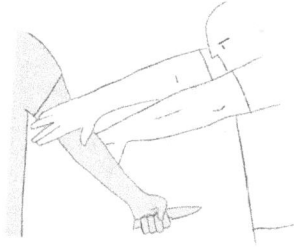

Poussez vers l'avant pour l'empêcher de rétracter l'arme.

Affalez-vous sur lui en redirigeant l'arme vers l'extérieur de votre corps.

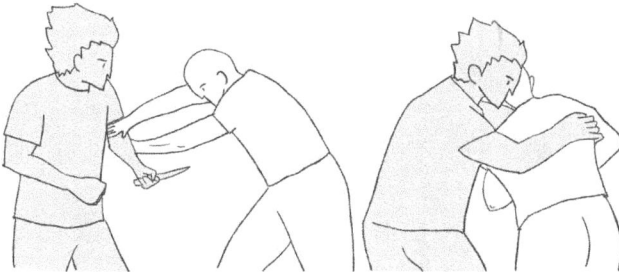

Enroulez votre bras serré autour du sien et repoussez-le immédiatement pendant que vous abaissez son bras avec votre aisselle. Vous devez vous placer sous son coude pour diminuer son amplitude de mouvement avec le couteau. Posez votre poing sur votre poitrine pour bloquer son bras à l'aide de votre aisselle.

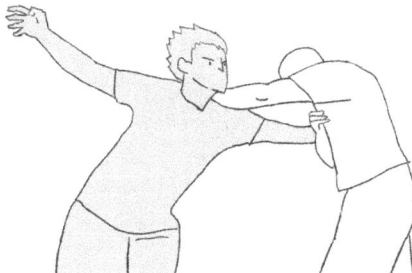

Appliquez une pression vers le haut sur son poignet jusqu'à ce qu'il lâche l'arme.

Frappez-le si nécessaire.

DÉFENSE CONTRE ARME HAUTE

La défense contre arme haute convient à toute attaque qui survient au-dessus du point à 90 degrés du coude de l'attaquant.

Au-dessus de 90 degrés   En dessous de 90 degrés

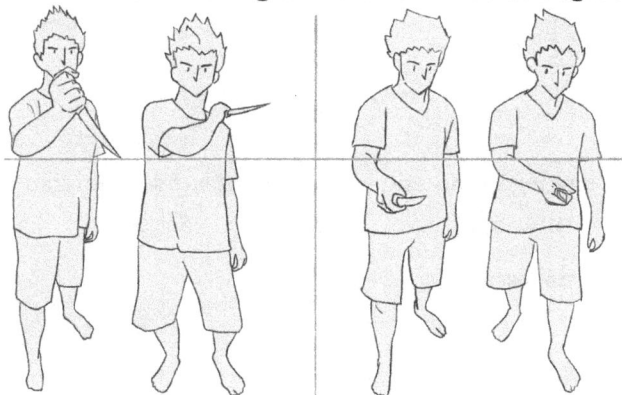

Quand l'attaque arrive, balancez un coup de coude modifié dans l'épaule/la partie supérieure du bras qui frappe.

Modifiez-le en plaçant votre main principale sur votre front plutôt que sur le haut de votre tête. Cela abaisse votre coude afin que vous ne le repoussiez pas trop lorsque vous vous heurtez à lui.

Jetez vos bras sur son épaule.

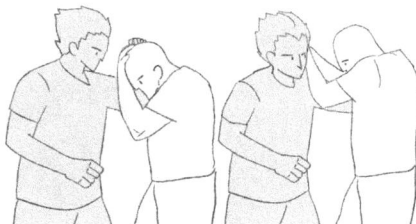

Enroulez votre bras serré autour du sien et repoussez-le immédiatement pendant que vous abaissez son bras avec votre aisselle.

Posez votre poing sur votre poitrine pour bloquer son bras à l'aide de votre aisselle.

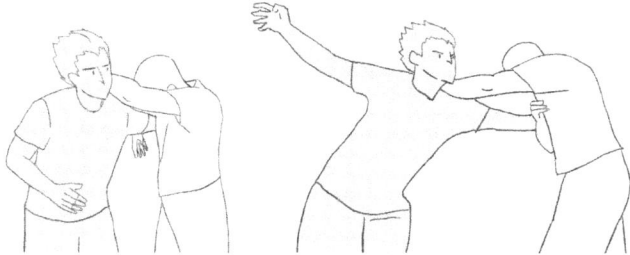

Appliquez une légère pression vers le haut sur son poignet jusqu'à ce qu'il lâche l'arme.

Frappez-le si nécessaire.

Chapitre Connexes:

- Coup de Coude

DÉFENSE À MAINS NUES CONTRE ARME À FEU

Celle-ci n'est efficace que lorsque vous êtes à portée de main de l'arme.

Lorsque vous êtes à six mètres (20 pieds) ou plus, courez pour vous mettre à couvert en utilisant des mouvements en zigzag. S'il n'y a pas de couvert, tournez à un coin de bâtiment dès que possible.

Si vous êtes à moins de 6 mètres de distance, mais hors de portée de main, vous êtes dans la zone de danger. Coopérez jusqu'à ce qu'une occasion de fuir ou de désarmer votre adversaire se présente.

Note : Si l'agresseur possède un fusil de chasse ou une carabine, sa capacité à tirer avec précision augmente jusqu'à au moins 50 m (plus pour une carabine).

Lorsque vous êtes à portée de main de l'arme, il est possible de désarmer votre adversaire. Pensez aussi aux positions des autres personnes présentes.

Couverture Contre Dissimulation

Ce passage est tiré du livre *Evading and Escapeing Capture*:

La dissimulation est quelque chose placé entre vous et votre adversaire qui vous cache à sa vue.

La végétation est une bonne méthode de dissimulation. Plus il y en a entre vous et votre adversaire, plus il lui sera difficile de vous voir.

Une couverture vous cachera également, mais de plus arrêtera les balles.

De nombreux objets solides ne sont pas considérés comme des couvertures. Les balles traverseront les clôtures en bois, les portières de voiture, les fenêtres, etc.

Le béton solide, le métal épais, les dépressions dans la terre et les gros arbres constituent de bien meilleures couvertures. Plus le pistolet (ou le coup de feu) est puissant, plus la couverture doit être épaisse.

Si votre adversaire tente de vous tirer dessus, cherchez à vous abriter, mais s'il ne veut que vous trouver, la dissimulation suffit.

Pour en savoir plus sur la fuite et l'évasion, visitez:

www.SFNonFictionbooks.com/Foreign-Language-Books

Défense Frontale Contre une Arme à Feu

Saisissez la main de votre adversaire et le corps de l'arme pendant que vous pivotez hors de la ligne de tir. Il est préférable de le faire lorsqu'il est distrait.

Tournez l'arme loin de vous et vers lui, puis arrachez-la de ses mains.

Dès que vous avez l'arme, écartez-vous de lui pour qu'il ne puisse pas vous la reprendre.

Vérifiez que l'arme est prête à tirer, braquez-la sur son torse et avertissez-le de rester en arrière. S'il s'approche, tirez.

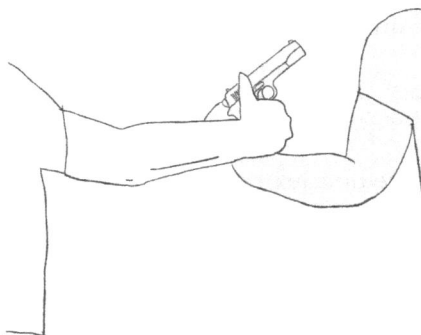

Défense Arrière Contre une Arme à Feu

C'est au cas où un attaquant pointe une arme à feu dans votre dos ou derrière votre tête.

Levez vos mains en l'air.

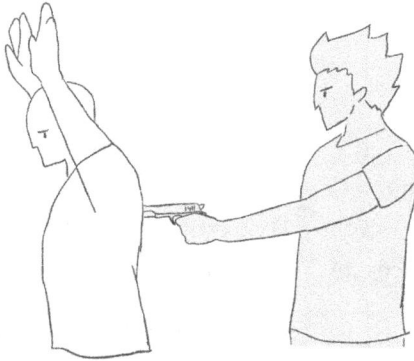

Approchez-vous le plus possible de l'arme, jusqu'à la sentir de préférence. Essayez de repérer de quel côté se trouve l'arme et dans quelle main votre adversaire la tient. Vous pourrez peut-être le voir sur une surface réfléchissante devant vous. Si vous ne pouvez pas le discerner, supposez que l'arme est dans sa main droite.

Pivotez dans la direction opposée à la main qui selon vous tient le pistolet, afin de vous retrouver à l'intérieur du bras de votre adversaire.

Capturez son bras sous votre aisselle et bloquez-le bien.

De l'autre main, frappez-le du coude ou du talon de votre paume.

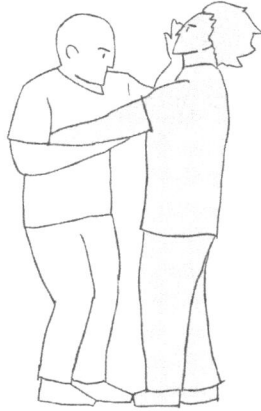

Cela peut encore marcher si vous pivotez dans le mauvais sens, mais cela a plus de chances de fonctionner si vous vous tournez vers lui.

Continuez à le frapper jusqu'à ce qu'il perde connaissance.

Défense Arrière Contre une Arme à Feu 2

Voici une défense alternative contre une arme à feu lorsque votre adversaire vous attrape (dans une situation de prise d'otage, par exemple).

Cela ne marche que s'il ne vous tient pas trop serré. Si vous êtes tenu fermement, attendez que sa prise se desserre avant de tenter le coup.

Pivotez pour vous dégager de son emprise et placez votre bras sous celui avec lequel il tient l'arme.

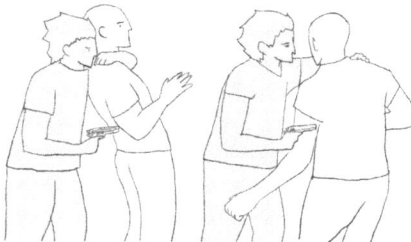

Coincez son bras dans le vôtre et frappez-le de la paume. Bloquez son poignet dans le creux de votre coude en plaquant votre main sur votre poitrine.

Arrachez le pistolet de sa main dès que vous avez frappez votre agresseur. Pointez le canon de l'arme vers lui.

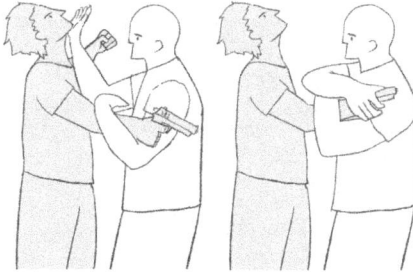

Désarmer un Attaquant à une Porte

Employez cette tactique lorsque vous vous cachez d'un attaquant de l'autre côté d'une porte ou d'un coin. Dès que vous voyez le bras tenant l'arme, saisissez l'arme et le bras avec les deux mains.

Utilisez votre poids corporel pour plaquer l'arme au sol devant vous. Atterrissez sur vos genoux si possible.

Arrachez l'arme de sa main.

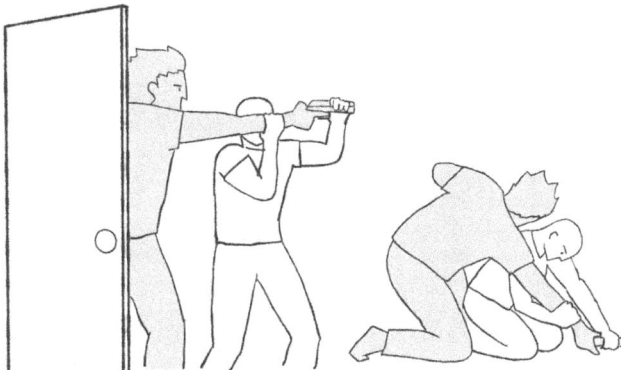

Si vous êtes deux, placez-vous de chaque côté de la porte. Assignez une personne au bras/à l'arme de l'attaquant et une à sa tête. Si vous êtes trois, la troisième personne peut aller chercher ses jambes. Ne soyez pas plus de trois pour éviter de vous gêner les uns les autres.

Une meilleure option est de prendre une arme et de l'abattre sur sa main/son avant-bras.

Chapitre Connexe:

- Talon de la Paume

ADVERSAIRES MULTIPLES

Un deuxième adversaire est souvent plus dangereux qu'une arme conventionnelle.

Trois adversaires ou plus deviennent extrêmement dangereux en raison de leur mentalité de meute.

Évitez d'être encerclé et restez debout.

Utilisez le jeu de jambes et votre environnement pour vous mettre dans des positions avantageuses:

- Sur un terrain plus élevé
- Dos au soleil (donc vos adversaires doivent y faire face)
- Derrière les obstacles

Rester au même endroit est dangereux. Changez continuellement votre distance et vos angles.

Alignez vos adversaires en utilisant le jeu de jambes et/ou l'entonnoir.

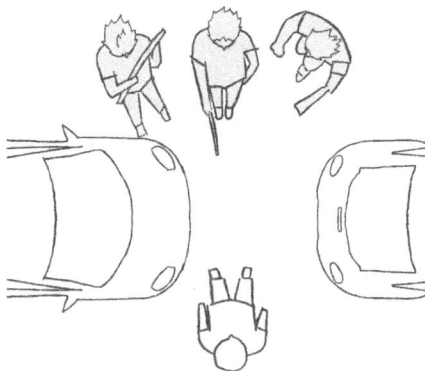

Contrôle de la Tête

Toute personne suit sa tête. Avec une guillotine modifiée ou un étranglement arrière (de préférence), vous pouvez vous servir d'un attaquant comme bouclier humain contre les autres.

Plaquez la main de votre bras d'étranglement sur votre poitrine (ou empoignez votre chemise) et serrez-le fermement afin que vous puissiez utiliser votre autre main pour combattre les autres.

Bougez constamment pour qu'il ne retrouve pas son équilibre.

Lorsque vous avez assez de distance/temps, vous pouvez l'étrangler.

Si Vous êtes Entouré

Choisissez une cible et lancez-lui une blitzkrieg pour briser le cercle.

Dans un groupe « faible », comme une bande de jeunes inorganisés, éliminer le leader peut suffire à effrayer les autres. Soyez brutal et dites à ses amis de l'emmener à l'hôpital.

Dans d'autres cas, lorsqu'il semble que tous les adversaires soient prêts à se battre, il peut être préférable de vous échapper par le maillon le plus faible, ce sera plus facile.

S'ils ont des armes, choisissez toujours la personne la moins menaçante, dans l'ordre de préférence suivant:

- Aucune arme
- Arme la moins dangereuse
- Meilleure chance de la vaincre (mentalement et/ou physiquement)

Dès que vous êtes hors du « cercle », fuyez ou, si ce n'est pas possible, tournez-vous pour faire face à vos adversaires.

Frappe Tournante

La frappe tournante est une défense arrière alternative au coup de pied latéral.

Pour l'exécuter, lancez un coup de coude arrière haut, puis tournez-vous face à votre adversaire. Reculez avec le pied du même côté que votre coude.

Lorsque vous vous retournez, assénez une frappe vers le bas. Frappez avec votre avant-bras ou le dos de votre poing. Continuez sur votre élan en balançant un talon de paume ou un direct arrière.

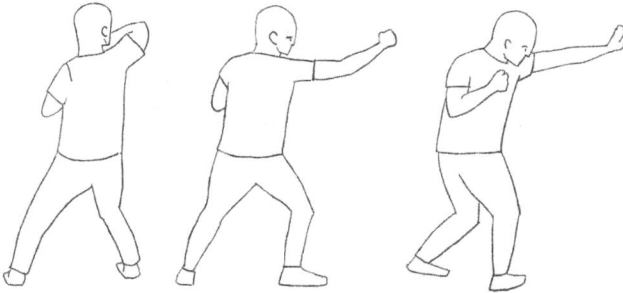

Stratégie de Combat de Groupe

Dans cette section, le premier numéro indiqué est votre « équipe ». Par exemple, 2 contre 1 signifie que vous êtes deux contre un adversaire.

La communication entre les membres de l'équipe est importante pour s'adapter à la situation, surtout si l'un de vous a besoin d'aide.

2 Contre 1

Avancez ensemble de chaque côté de l'ennemi. Tandis que vous vous rapprochez, la personne sur laquelle il n'est pas concentré doit s'en prendre à ses jambes, tandis que l'autre attaque le haut de son corps (ou son arme).

3 Contre 2

Avancez et approchez-vous de manière à ce que les deux d'entre vous les plus éloignés soient à l'extérieur de l'ennemi. Celui qui affronte seul son adversaire peut se battre ou gagner du temps jusqu'à ce que les autres aient fini et puissent lui venir en aide.

Nombres Égaux

Un combattant reste en réserve jusqu'à ce que l'ennemi ait engagé toute sa force. Le combattant en réserve attaque alors par derrière.

2 Contre 3

Vous attaquez tous les deux un adversaire à la fois jusqu'à ce que vous ayez vaincu les trois. Si vous êtes séparé, le combattant 1 se défend contre deux, tandis que le combattant 2 se bat à un contre un. Le combattant 2 vient en aide au combattant 1 lorsqu'il en a fini avec son propre adversaire.

Chapitres Connexes:

- Jeu de Jambes
- Talon de la Paume
- Guillotine
- Blitzkrieg

CLÉS D'IMMOBILISATION

Les clés ne sont pas recommandées en autodéfense, mais il peut arriver que vous souhaitiez escorter quelqu'un ou le retenir jusqu'à l'arrivée des secours.

Vous pouvez également effectuer des clés de poignet pour désarmer votre adversaire, mais n'essayez pas de le faire. Ne les employez que si l'occasion se présente pendant que vous déployez l'une des autres techniques de désarmement.

Clés de Poignet

Placez vos pouces ensemble sur le dos de la main de votre adversaire, vos autres doigts étant du côté de la paume.

Vous pouvez utiliser une « torsion du poignet » pour tordre son poignet et son avant-bras vers l'extérieur de son corps.

Sinon, forcez-le à le baisser en le tordant vers le bas.

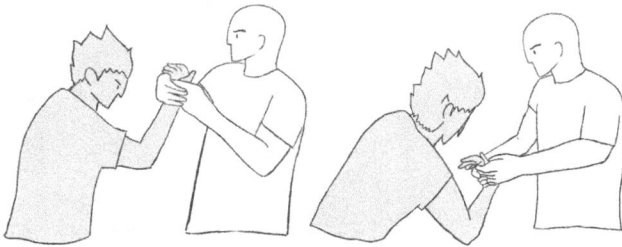

Pour une « clé de poignet », tordez son poignet vers son corps.

Une fois son coude bloqué, appliquez une pression vers le bas et/ou vers lui.

Notez cette alternative aux deux pouces sur le dessus. Au lieu de cela, saisissez le pouce et le poignet. L'une ou l'autre manière fonctionne pour chaque clé de poignet.

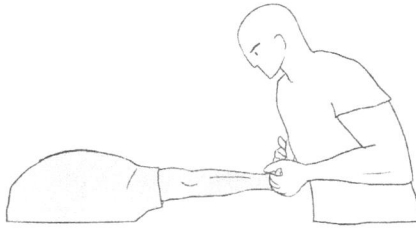

Barre de Bras

Celle-ci emploie la même méthode que l'étranglement arrière, mais remplace le cou de votre adversaire par son coude.

Si vous le faites debout, vous serez exposé aux attaques.

Au sol, placez votre genou sur le torse ou le cou de votre adversaire et votre autre bras sur son épaule. Cela vous donnera plus de poids et de stabilité.

L'image de droite montre une variante de la barre de bras. Elle vous permet également de garder le contrôle en serrant son cou entre vos jambes.

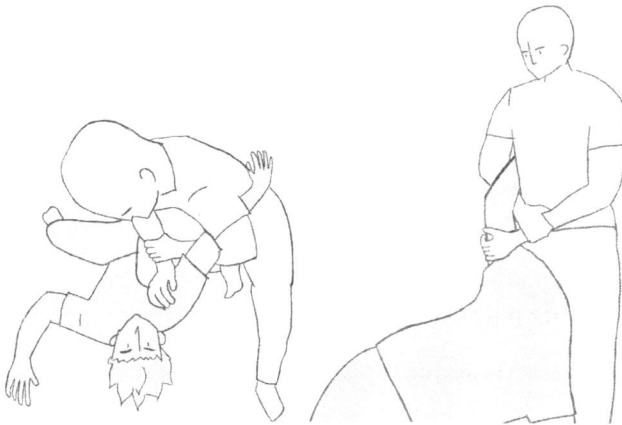

LES RÉFÉRENCES

AppOpus. (2012). *U.S. Army Field Manual FM 3-25.150 (21-150) COMBATIVES: Expanded Edition*. AppOpus.

Aviram, B. (2014). *Krav Maga: Use Your Body as a Weapon*. Skyhorse.

Cheung, W. (1852). *Dynamic Chi Sao by William Cheung*. Unique Publications.

DeMile, J. (1977). *Tao of Wing Chun Do, Vol. 2: Bruce Lee's Chi Sao*. Tao of Wing Chun Do.

Filotto, G. (2011). *Systema : The Russian Martial System*. CreateSpace Independent Publishing Platform.

Gracie, C. (2003). *Cesar Gracie Brazilian Jiu-Jitsu & Gracie Jiu-Jitsu Grappling Instructional Series*. Ultimate Imports.

Gutierrez, V. (2009). *WingTsun. Chi Sao II*. Sportimex.

Indio, D. (2012). *Mixed Martial Arts Fighting Techniques: Apply Modern Training Methods Used by MMA Pros!*. Tuttle Publishing.

Jacques, M. (2009). *The Grappler's Handbook Gi and No-Gi Techniques*. Black Belt Books.

Kemerly, T. Snyder, S. (2009) *Taekwondo Grappling Techniques: Hone Your Competitive Edge for Mixed Martial Arts*. Tuttle Publishing.

Komarov, K. (2018). *Systema Manual by Major Komarov*. 52495.

Lee, B. (2008). *Bruce Lee's Fighting Method*. Black Belt Communications.

Lee, B. (2011). *Tao of Jeet Kune Do: Expanded Edition*. Black Belt Communications.

Levine, D. Whitman, J. (2016). *Complete Krav Maga: The Ultimate Guide to Over 250 Self-Defense and Combative Techniques*. Ulysses Press.

Lung, Haha. Prowant, C. (2000). *Ninja Shadowhand - The Art Of Invisibility*. Citadel Press.

Mamiko, V. (2012). *Systema No Contact Combat*. Varangian Press.

Pentecost, D. (2016). *Put 'Em Down. Take 'Em Out!: Knife Fighting Techniques From Folsom Prison*. Allegro Editions.

Plyler, D. Seibert, C. (2009) *The Ultimate Mixed Martial Arts Training Guide: Techniques for Fitness, Self Defense, and Competition*. Krause Publications.

Poteet, J. (2019). *Jeet Kune Do Set*. Rising Sun Productions.

Sunbye, P. *Live lessons Vortex Control Self-Defense*.

Tucci, R. *Jeet Kune Do 1 - Intro to Jun Fan Kung Fu*. ESPY-TV Martial Art Videos.

Tzu, S. (2017). *The Art Of War*. CreateSpace Independent Publishing Platform.

Yeo, S. (2011). *Ninjutsu: The Secret Art of the Ninja*. Crowood.

Yimm Lee, J. (1972). *Wing Chun Kung-Fu*. Ohara Publications.

À PROPOS DE L'AUTEUR

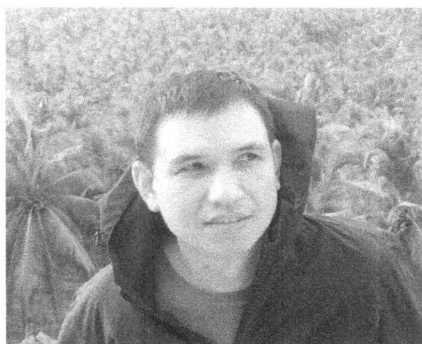

Sam Fury est passionné par l'entraînement à la survie, à l'évasion, à la résistance et à la fuite (SERF) depuis son enfance en Australie.

Cela l'a conduit à des années d'entraînement et de carrière dans des domaines connexes, notamment les arts martiaux, l'entraînement militaire, les techniques de survie, les sports de plein air et la vie durable.

Ces jours-ci, Sam passe son temps à perfectionner ses compétences, à en acquérir de nouvelles et à partager ce qu'il apprend via le site Web Survival Fitness Plan.

www.SurvivalFitnessPlan.com

amazon.com/author/samfury

goodreads.com/SamFury

facebook.com/AuthorSamFury

instagram.com/AuthorSamFury

youtube.com/SurvivalFitnessPlan

www.ingramcontent.com/pod-product-compliance
Lightning Source LLC
Chambersburg PA
CBHW060244030426
42335CB00014B/1592